AF329882

DES AVANTAGES

DES

SCARIFICATIONS NON-SANGLANTES

DANS QUELQUES ESPÈCES

D'HYDROPISIE.

Par M. ROUCHER,

Docteur en Médecine de l'ancienne Université de Montpellier; ancien Médecin en chef de l'Hôpital Civil et Militaire; ex-Médecin de l'Hospice de Charité; Membre de la Société de Médecine - pratique de Montpellier; Associé de la Société Médicale de Tours, et de la Société Médicale du Gard, ci-devant Institut de Santé et de Salubrité; Correspondant de la Société de Médecine, Chirurgie et Pharmacie de Toulouse, et de celle d'Agriculture, Sciences et Arts, du Département du Tarn, etc.

Est modus in rebus, sunt certi denique fines
Quos ultra citraque nequit consistere rectum.

Hor.

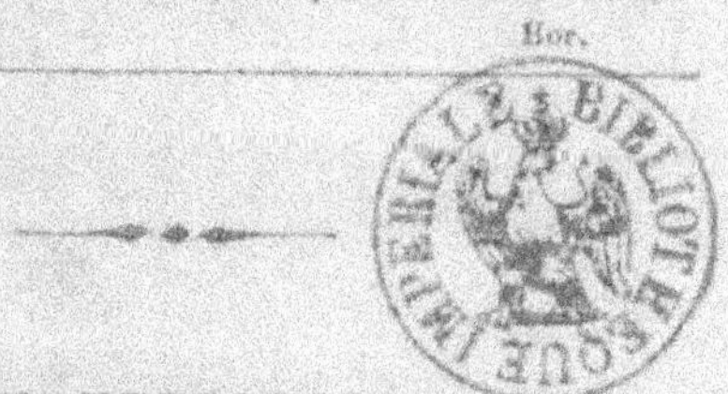

A MONTPELLIER,

De l'Imprimerie d'Auguste RICARD, Maison d'Aigu,
Place des Capucins, N.o 195.

An XIII—1804.

AVANT-PROPOS.

Lorsque je publiai mon traité de Médecine Clinique, qui a reçu un accueil favorable, malgré les sourdes menées de l'intrigue et de la cabale, je contractai l'engagement authentique de livrer bientôt à l'impression, un ouvrage sur les avantages des scarifications non - sanglantes dans quelques espèces d'hydropisie.

Ce travail auroit vu plutôt le jour, si je n'en avois été souvent détourné, et par la délicatesse de ma santé, et par l'étendue de mes occupations pratiques, et par les soins que des circonstances impérieuses me forcèrent à donner à un autre écrit sur les fièvres nerveuses et malignes des hôpitaux.

En me libérant aujourd'hui de cette

dette sacrée, mon but est de signaler les avantages des mouchetures, dans certaines affections hydropiques qui déjouent souvent presque tous les secours de l'art ; de convaincre de leur utilité, de leur nécessité même, les praticiens qui sont les plus ardens amis de l'humanité, et de ramener à cette antique simplicité de méthode, malheureusement trop long-temps décriée, ceux qui se laissent facilement mouvoir et entraîner par l'impulsion des préjugés, qui retardent les progrès des sciences.

Si quelques matériaux précieux, épars et jetés dans les livres des médecins qui ont à peine effleuré le sujet que je traite, ont répandu un peu de jour sur la pratique des scarifications, que de traits de lumières ne doivent-ils pas jaillir de cette collection de faits que j'ai tâché de bien assortir, de bien lier et d'exposer dans une juste ordonnance !

Peut-être même suis-je en droit de

me flatter d'avoir tenté le premier à en former un corps d'ouvrage ? Il n'est personne que je sache qui ait traité *ex professo* cette matière ; du moins je puis avancer que la majeure partie de ses fondemens repose sur la masse de mes propres observations. J'en présente ici les résultats plus ou moins heureux et décrits d'une manière très-détaillée, avec cette franchise et cette impartialité qui doivent guider et régler la plume de tout écrivain honnête et véridique.

Ce n'est absolument que sur l'expérience et l'observation, qu'est basé cet écrit. Il est entièrement dénué de tout esprit hypothétique, qui tourne toujours au détriment des sciences.

Quoique l'on sache, depuis long-temps, que la manie de bâtir des systèmes, d'enfanter des hypothèses, de créer des théories, fruits d'une imagination exaltée, ardente et quelquefois déréglée, agite, travaille bien des esprits et ralentit la marche de l'art ; pourquoi

voit-on cependant la plupart des écrivains de nos jours ne faire paroître que
des productions de ce genre ? Pourquoi
en est-il si peu qui s'attachent à re-
cueillir des faits , à les comparer , à les
coordonner et à les transmettre ?

On sait qu'il n'est pourtant rien en
physique de stable et de certain que les
faits : eux seuls peuvent diriger le Médecin et le mettre sur la vraie route.
Les systèmes et les hypothéses , enfans
de l'opinion , sont variables comme elle.
Semblables à ces météores étincelans dans
la nuit, ils ne font que briller un moment,
ils éblouissent sans éclairer.

Loin donc de me laisser aller au sté-
rile jargon de ces froids romanciers de
la médecine, qui ont appris l'art funeste
d'ennuyer les autres , en se fatigant
eux-mêmes; loin donc de faire parade
d'une doctrine mensongère , d'embrasser
des systèmes remplis d'argumens arti-
ficieux , qui ressemblent , comme l'a
déjà dit un sage, *à une toile d'arai-*

gnée trop finement tissue , laquelle se brise et s'entr'ouvre de quelque côté qu'on y touche , j'ai préféré tourner toutes mes études, consacrer toutes mes veilles , borner toute mon ambition à méditer profondément le précieux livre de l'expérience et de l'observation , à suivre fidèlement la nature dans sa marche et à la prendre constamment pour guide.

Heureux, si mes travaux qui ne sont que la pure expression des simples opérations de la nature et de l'art, peuvent, un jour, faire quelque bien ! Plus heureux encore, s'il peut m'être permis, au moment où je terminerai ma pénible carrière, de m'appliquer ce vers sentencieux !

J'ai fait un peu de bien, c'est mon meilleur ouvrage.

DES AVANTAGES

DES

*SCARIFICATIONS NON-SANGLANTES

DANS QUELQUES ESPÈCES

D'HYDROPISIE.

CHAPITRE I.er

De l'origine des scarifications.

L'usage des scarifications dans les hydropisies remonte à la plus haute antiquité.
On assure que l'Égypte en fût le berceau (1).

---

(1) Hérodote, ce peintre des nations, que Cicéron
appelle le père de l'histoire, dit que tous les arts et
les sciences prirent naissance dans cette belle contrée,
qualifiée par Macrobe, du glorieux titre de mère des
sciences, et qu'ils y furent cultivés avec le plus grand
soin.

Le nom de celui qui, le premier, en fit l'essai, s'est perdu dans la nuit des temps. Les fastes de l'histoire de la Médecine nous apprennent qu'on les pratiquoit en Grèce (1), qui avoit reçu ses lumières de l'Orient, même avec quelques succès, avant l'ère d'Hippocrate.

Il paroît cependant que c'est à ce grand prince de la médecine, qui fit la glorieuse

---

Est-ce donc dans cette vallée célèbre que les hommes allumèrent, pour la première fois, le flambeau des sciences dont la lumière se répandit dans la Grèce et éclaira successivement le reste de la terre ?

Quelques savans pensent cependant que c'est de l'Éthiopie que sortirent les sciences, et qu'elles parurent de là en Égypte.

(1) Si les Éthiopiens, les Chaldéens et les Égyptiens furent les premiers inventeurs des sciences, les Grecs ne furent-ils pas ensuite le peuple le plus éclairé, et ne reçurent-ils pas de ces premières nations les rudimens des arts qu'ils portèrent à un haut degré de perfection. Ils les transmirent aux Romains, ces vainqueurs des nations, qui les firent refluer dans toutes les parties du monde.

Quelques philosophes ont pourtant donné aux peuples des Indes cette antériorité de gloire, sur les habitans de l'Égypte et de la Chaldée.

conquête de toutes les parties de l'art iatri-
que (1), que l'on doit spécialement l'heureux
emploi de cette méthode dont il a sagement
décrit et justement préconisé les précieux
avantages.

Aussi le plus grand nombre de ses disciples,
fidèles témoins de ses éclatans succès, après
s'être répandus sur tous les points de la
Grèce, appelèrent souvent en pratique les
scarifications; ils en prônèrent les heureux
résultats, et arrachèrent, par-là, à la mort
une foule d'hydropiques.

Par une suite des révolutions qu'amènent

----

(1) Si Hippocrate a reçu le nom de père de la médecine, c'est qu'il fut le premier à former un corps
complet de bonne doctrine, basée sur les observations
de ses ancêtres et sur les siennes propres.

Personne n'ignore qu'il existoit pourtant, avant lui
et avec lui, des philosophes d'un grand nom. Schulze,
qui s'étaie du témoignage de Zenophon, remarque
qu'Empedocle, Épicharme, Démocrite et d'autres grands
hommes avoient déjà donné des ouvrages estimés sur
la médecine. Hist. de la méd., pag. 209.

On ne prononce encore qu'avec vénération les noms
des Asclépiades et des Hérodius dont Hippocrate res-
pectoit les documens.

la vieillesse des Empires ou les vices de leur Gouvernement, les Médecins Romains qui sûrent mettre à profit les grandes connoissances des Grecs qui penchoient alors vers leur ruine et qui étoient les seuls dépositaires des sciences, firent souvent l'heureuse application de cette méthode, mais long-temps après l'époque où Rome, étendant au loin sa domination et ses conquêtes, devint enfin la maîtresse du monde et le centre commun des sciences et des arts.

Qu'on analyse les ouvrages des Grecs et des Romains, qu'on parcoure les pages qu'ils ont écrites sur cette matière; chaque ligne n'exprime-t-elle pas les avantages des scarifications pour la cure des hydropisies ? Partout on y retrouve l'importance et l'utilité de cette pratique.

Consultons d'abord l'oracle de Cos : ne recommande-t-il pas de porter légèrement la pointe du scalpel sur le scrotum et les extrémités tuméfiées; ne dit-il pas, en parlant de l'hydropisie dans son livre *de intern. affection.*, *cap.* 23 : *Quod si in scroto et femoribus ac tibiis, tumor constiterit, per acuto scalpello et crebris vulnusculis scarificationem si feceris, citò summò efficies.* Ne dit-il pas encore, en parlant de l'hydropisie des enfans dans son livre *de locis in homine parag. 36, cæterum in puero hydropem sic curare oportet : partes tumidæ et aquâ plenæ aperiendæ sunt scalpello , et frequenter ac parum educendum est; educendum autem est à singulis corporis partibus*, etc.

Sans chercher ici à faire mention de ce que Celse et Galien ont avancé sur l'utilité des scarifications dans le traitement des affections hydropiques, nous nous bornerons à invoquer le témoignage d'AEtius qui assure que, de tous les moyens propres à dissiper l'hydropisie anasarque, il n'est pas de secours plus efficace que celui des mouchetures. *Omnibus prædictis*, dit-il , *efficacius auxilium in hac hydropis specie chirurgia præstat* (1).

Cet assentiment coïncide parfaitement avec celui d'Archigène , qui ordonnoit aussi les scarifications. Écoutons-le parler lui-même : *Fissuras fieri circa internam talum in loco quatuor digitorum spatio supra talum eminente, eâ profonditate qua quis in venæ sectione utatur.*

---

(1) Sermon. X , cap. XXX , pag. 246.

Il seroit superflu de s'arrêter davantage à rappeler les assertions de nos pères, pour appuyer l'utilité des scarifications. Quiconque s'est bien nourri de la lecture des anciens, doit s'être convaincu des bienfaits de cette méthode; n'est-elle pas encore bien préconisée dans les œuvres des grands médecins qui ont vécu dans des temps moins reculés.

Dès l'aurore du siècle précédent, ne vit-on pas paroître sur l'horizon de la médecine des hommes de génie qui l'étendirent et l'éclairèrent? Ces hommes rares pratiquèrent aussi avec fruit les scarifications ; leurs succès sont encore vivans dans leurs écrits. Ils brillent du flambeau de l'expérience et de l'observation, et c'est à sa lueur que je vais entrer dans cette carrière, que tant de détracteurs ont voulu semer d'écueils.

Par quelle fatalité, par quelle destinée étrange, la pratique des mouchetures compte-t-elle aujourd'hui ses partisans ? Par quelle raison puissante cette méthode, dont les effets sont souvent si plausibles, et qui est si heureusement marquée au sceau du temps et de l'expérience, étoit-elle presque tombée en désuétude ?

Est-ce l'application irréfléchie, inconsidérée, vicieuse, qu'en ont faite quelques médecins, qui l'a jetée dans le discrédit? Est-ce l'abus qu'ils en ont fait encore, en la pratiquant indistinctement, dans tous les cas d'hydropisies, durant toutes les constitutions des temps et sur tous les sujets, qui l'a décriée et dénigrée? Est-ce, enfin, l'appréhension de la gangrène qui suit quelquefois cette simple opération, qui l'a condamnée à un oubli injurieux?

Quelque grand que soit, à la vérité, ce dernier motif, il n'est pas suffisant pour exclure les mouchetures; une foule de raisons milite en faveur de cette méthode dont je vais présenter, avec impartialité, les avantages et les inconvéniens. Comme je me dois tout entier à la vérité, ici la vérité seule doit se faire entendre; ici l'observation seule doit prononcer.

CHAPITRE II.

De la gangrène venue quelquefois à la suite des scarifications.

Parmi le grand nombre d'hydropiques que j'ai soumis à la pratique des scarifications, après l'essai infructueux de toute sorte de moyens (1), je ne dois pas taire que j'ai vu survenir quelquefois des points noirâtres, des points gangréneux sur les bords des ouvertures; je dirai plus, j'ai vu la gangrène serper et s'étendre sur le scrotum et la plus grande partie des extrémités inférieures.

Si de pareils exemples se sont présentés plus rarement dans ma pratique particulière, ils se sont manifestés assez souvent, il est vrai, dans les divers hôpitaux confiés à mes soins.

Aussi ce n'étoit que dans quelques cas urgens que je recourois à cette manœuvre dans les hospices, parce que l'atmosphère de ces asiles est communément plus ou moins surchargée de gas carbonique et d'azote, qu'elle est trop susceptible de s'altérer, de se corrom-

---

(1) Il est incontestable que les hydropisies sont, après les phthisies pulmonaires, les affections qui sont les plus difficiles à guérir, et qui résistent le plus ordinairement à toute sorte de remèdes. Ces deux maladies qui s'unissent quelquefois ensemble, sur-tout dans la dernière période de la phthisie, sont l'écueil de la médecine; elle ne peut déployer le plus souvent qu'un grand appareil de secours palliatifs.

pre et de favoriser, par conséquent, la dégénération gangréneuse, par les miasmes
septiques qui s'élèvent de toute part ; c'est
des divers points des corps de tant d'hommes
entassés dans les mêmes salles, atteints de
maux si différens, et couverts de plaies et
d'ulcères de diverse nature, que s'échappent,
se distribuent et se répandent ces effluves
putrides.

Ce seroit, sans doute, une étrange manière de raisonner que de rejeter absolument
les scarifications et s'exposer à laisser périr
bien d'hydropiques, pour éviter l'apparition
de la gangrène qui en est quelquefois la
suite, et qu'on vient néanmoins souvent à
bout de fixer et de guérir complétement.

La foule de victimes, que l'appréhension
de ce mal a sacrifiées, est immense. Pourquoi
faut-il que des craintes, trop souvent ima-
ginaires, servent sans cesse de prétexte
pour exclure un moyen que l'expérience,
fruit de l'observation, a démontré être très-
salutaire, lorsqu'il est appliqué à propos ?

Supposons que la gangrène soit communément le résultat de cette opération ; est-
ce un motif pour rejeter les mouchetures ?

Quel est le médecin, l'ami de l'humanité qui voudroit courir le risque de voir périr un hydropique, pour la guérison duquel il auroit tenté infructueusement les remèdes les plus énergiques, plutôt que de le voir atteint de la gangrène qu'il pourroit peut-être cependant guérir, et qui tourne même quelquefois au salut de pareils malades.

Certes, il est des hydropisies qui se termineroient par la mort, si l'on ne se décidoit point à mettre en pratique les scarifications qui n'offrent point de traits d'altération gangréneuse, aussi fréquemment qu'on le pense.

Je vais plus loin, et je suppose encore que les lèvres des mouchetures se couvrent des points gangréneux; qu'il se manifeste même des plaques ou grandes taches de cette nature qui s'étendent beaucoup, et offrent un horrible coup-d'œil. Est-ce qu'on ne parvient point à dissiper cet accident? Cet accident est-il toujours mortel? Que d'exemples de guérison je pourrois ici rappeler! Bien des Élèves en médecine ont été témoins, même dans les hôpitaux, des cures de gangrène survenue à la suite des

mouchetures pratiquées, à mon insçu , dans
des temps peu convenables.

Interpellons ici les hommes de l'art véri-
tablement instruits et accoutumés à traiter
des ulcères gangréneux; qu'ils prononcent;
il n'en est aucun, s'il est attaché au service des hospices , qui n'ait été dans le
cas d'observer que l'art bien dirigé a le
plus grand empire sur des maux de cette
nature. Il n'en est aucun qui ne convienne
qu'il ne soit venu à bout de maîtriser la
gangrène, venue à la suite des scarifications.

Les mouchetures n'amènent pas pour
l'ordinaire cet inconvénient , si elles sont
pratiquées par une main dextre , légère et
bien exercée ; si elles sont courtes, petites
et superficielles ; si elles ne sont point
sanglantes et trop multipliées ; si on les
fait à une certaine distance l'une de l'autre,
dans des momens opportuns , durant une
constitution de temps sèche , et notamment
chez des sujets jeunes , qui ne sont pas
épuisés , et dont les humeurs ne sont pas
entachées de virus scorbutique.

L'observation démontre que la gangrène

ne se montre alors que très-rarement, et qu'elle n'intéresse, pour l'ordinaire, que la surpeau, et qu'on parvient à la guérir aisément.

CHAPITRE III.

Des moyens propres à combattre victorieu-
sement la gangrène, qui est quelquefois
l'effet des scarifications.

Sans énumérer ici les substances médicamenteuses qu'on oppose le plus communément et avec le plus de succès, à ce genre de mal, je dirois que j'en arrêtois les progrès, et en hâtois la guérison par des compresses imprégnées de la décoction des plantes amères et anti-septiques, telles que les aristoloches, le scordium, la tanaisie, l'eau de goudron (1), l'eau-de-vie

____

(1) Il est étonnant que ce moyen, dont une longue expérience a constaté l'efficacité, soit si généralement négligé de nos jours. C'est pourtant un excellent remède contre la gangrène. Il l'emporte même quelquefois sur le quinquina. Je l'ai employé avec le plus

camphrée (1), et sur-tout la décoction
d'arnica montana et de quinquina (2).

---

grand succès dans les hôpitaux, contre des gangrènes
qui avoient résisté à toutes sortes de remèdes.

Je ne dois pas taire ici que, dans le temps que
j'administrois l'eau de goudron dans les hospices de
Montpellier, Messieurs Salmon et Thérin s'en servoient
à Paris avec un égal avantage. Ils donnoient même
la préférence aux fomentations de cette eau, dont
Berkley a, sans contredit, exagéré les vertus, dans
d'autres cas, sur celles de quinquina dans le traitement de la gangrène.

(1) Il étoit avantageux, avant de placer les compresses pénétrées de ces substances, d'appliquer sur
les lèvres des mouchetures qui tendoient à la gangrène,
l'emplâtre de Nuremberg, que j'ai employé avec fruit.
Je ne recourois à l'onguent de styrax et d'égyptiac,
animé avec la teinture de myrrhe et d'aloès, que
lorsque la gangrène étoit décidément établie. Elle
étoit pour l'ordinaire précédée d'une couleur blafarde,
pâle et grisâtre des lèvres des mouchetures, d'où
suintoit une matière épaisse et cendrée.

(2) Ce n'est pas cependant toujours par ces moyens
irritans et stimulans, qu'on parvient à arrêter la gangrène. Il est des états de gangrène locale, phlogisti-
que, qui sont rendus mortels par le camphre, l'eau-

CHAPITRE IV.

De l'utilité du quinquina donné sous toutes les formes dans quelques cas de gangrène, survenue après les scarifications.

C'est ici que triomphe l'écorce du Pérou (1), administrée soit à l'extérieur, soit à l'in-

de-vie et le quinquina, et qui sont traités avec avantage par les émolliens. Lombard, *opér. chir.*, *tom. II*, *pag.* 190, blâme, avec raison, la pratique des chirurgiens qui traitoient toutes les contusions, par les spiritueux et les bons résolutifs, tels que le sel ammoniac, le camphre.

J'ai vu quelques cas de gangrène, chez des hydropiques d'un tempérament bilieux, sec, nerveux et irritable, ne pouvoir céder qu'aux adoucissans et aux émolliens. C'est aussi dans la gangrène d'hôpital de cette nature que Dusaussoi a employé utilement la crème de tartre et le suc de limon, et qu'il nourrissoit de tels malades avec les farineux et le lait, *Journ. de méd.* 8.bre 1786.

(1) On assure que le célèbre Rushworth est le premier qui ait découvert les vertus du quinquina contre

térieur. Elle opère des effets salutaires et plus marqués , en la combinant avec le camphre, l'acide sulfurique, l'alcool muriatique ou l'elixir vitriolique de mynsicht , qui a souvent mérité la préférence, à raison de sa vertu tonique , chez les individus dont la fibre est naturellement lâche et débile.

Cette combinaison que des mouchetures , pratiquées mal à propos dans les hôpitaux pendant mon absence , et bientôt suivies de gangrène, m'ont mis dans le cas de répéter , produisoit des effets incontestables. Rarement a-t-elle trompé mes espérances.

---

la gangrène. Il s'en servit , avec le plus grand succès , chez un homme atteint d'une gangrène au pied , qui avoit déjoué toutes les ressources de l'art.

Inspirés par cette heureuse découverte, les Amiand , les Douglas , les Shypton , répétèrent avec fruit les mêmes expériences , et prouvèrent incontestablement l'efficacité de cette écorce contre la gangrène.

Enfin, les observations des Monro , des Sharp , des Heister, des Werlhof et de tous les grands praticiens , ont démontré les heureux effets de cette substance dans les affections gangréneuses.

On ne sauroit donc trop se hâter de recourir au quinquina dans cette occurence.
Car, outre qu'il jouit d'une vertu éminemment anti-septique et propre conséquemment
à corriger la putridité des humeurs, il sert
encore, en fortifiant le système général,
à guérir l'hydropisie (1).

---

(1) C'est dans le cas de gangrène déterminée par
les mouchetures, qu'on peut également tirer un grand
avantage de la teinture de quinquina et de camphre
administrée sous forme de frictions sur le trajet des
lymphatiques des cuisses et des bras, et même sur
tout l'abdomen. Mais pour que ces frictions puissent
être suivies de quelques succès, il faut les réitérer de
trois en trois heures et insister quelque temps sur
leur usage. La dose de la teinture employée pour
chaque friction, doit être d'une ou deux cuillerées.
La teinture de quinquina est d'autant plus indiquée
dans cette circonstance, que quelques médecins
Iatraleptes, assurent avoir guéri l'hydropisie anasarque,
par les seules frictions pratiquées avec cette teinture.

Cette méthode d'absorption qui s'accrédite de jour
en jour, et dont on peut faire une heureuse application
dans bien des maladies, ne peut tourner qu'au profit
de l'art de guérir.

L'ouvrage que le docteur Chrestien, l'un des praticiens
les plus distingués de cette ville, vient de publier à
ce sujet, contient une somme de faits qui justifient
l'utilité de cette pratique.

CHAPITRE V.

*Des avantages du quinquina dans plusieurs
cas d'hydropisie compliquée de gangrène.*

Personne n'ignore les précieux avantages
qu'en a obtenus Strack dans différentes
espèces d'hydropisie. Ce grand Médecin
rapporte plusieurs exemples de cette maladie
guérie par le quinquina. Il assure qu'il
réussit même beaucoup mieux, quand l'hydropisie est la suite des fièvres intermittentes
qui ont été négligées, ou qui ont traîné en
longueur, malgré l'emploi des remèdes les
plus énergiques.

Et. Fréd. Heister a prouvé, dans sa dissertation de *quartanâ et hydrope per corticem
curatis*, combien l'écorce du Pérou est salutaire dans l'hydropisie compliquée de fièvre
quarte.

Pour donner la preuve la plus convain-
cante de l'utilité du quinquina administré
dans l'hydropisie compliquée de gangrène,
Strack cite le cas d'une femme âgée de 36

ans, qui devint hydropique, à la suite d'une fièvre intermittente qu'elle traîna long-temps (1). Il ajoute qu'elle étoit, en même-

---

(1) C'est principalement pour guérir l'hydropisie qui marche avec la fièvre intermittente ou qui en est la suite, que Strack recommande et préconise les propriétés du quinquina; il en prouve même les vertus dans les hydropisies compliquées d'obstructions.

C'est une erreur de croire, dit-il, que le quinquina jouisse d'une vertu astringente, et qu'à raison de cette prétendue astriction, il puisse guérir la fièvre et donner lieu à des obstructions. *Verum omninò non est quod quidam volunt astringere corticem peruvianum, ipsâ que febri, ob id quod astringat mederi.* Obs. med., pag. 136.

Sans vouloir m'ériger en censeur de cette pratique de Strack, dont je vénère infiniment les talens et les lumières, je me crois en droit de lui reprocher d'avoir porté quelquefois trop loin l'enthousiasme pour le quinquina, qu'il regarde comme le remède le plus puissant pour combattre victorieusement presque toutes les maladies qui sont le produit des fièvres intermittentes ou qui les accompagnent.

Quelque déférence qu'on doive avoir pour le témoignage de ce savant Médecin, quelque confiance qu'on puisse placer dans ses observations, quelque heureuse que soit sa pratique, je suis fondé à croire qu'une

temps , presque phthisique et enceinte de huit mois , et qu'il survint aux pieds une

---

telle méthode de traiter , dans nos contrées , les hydropisies compliquées d'obstructions et de jaunisse , n'opéreroit pas probablement de si bons effets , et qu'elle pourroit même engendrer des maux incurables.

Ce n'est pas cependant que le quinquina ne puisse être utile dans certaines espèces d'obstructions , mais ce sont alors des obstructions par atonie ; aussi Fothergill a regardé le quinquina comme le plus grand remède contre les obstructions des glandes , sur-tout dans les sujets foibles. Russel soutient la même opinion, et recommande également le quinquina dans des cas pareils.

Il faut donc bien considérer de quelle nature sont les obstructions , si elles sont avec dominance de spasme ou d'atonie ; cette considération que la tourbe de Médecins ne pèse pas assez , et qu'elle n'a pas même le talent de discerner , n'avoit pas échappé à Camerarius , qui a fait justement remarquer que toutes les obstructions ne sont pas des affections identiques , qu'elles ne demandent pas le même traitement , en ce qu'elles sont de différentes espèces (*) , et que toutes

---

(*) En vain emploieroit-on les meilleurs fondans , les résolutifs les plus puissans dans les empâtemens des viscères , dans les engorgemens des glandes , s'ils étoient sous la dépendance du spasme , et les vaisseaux étoient crispés , tendus , resserrés ? C'est dans ces conjonc-

inflammation écysipélateuse, qu'il combattit par des incisions, d'où s'écoulèrent plus de

---

ne contr'indiquent pas conséquemment le quinquina dont quelques Médecins ont fait un trop grand abus. Dans le nombre de ceux qui ont un grand nom et qui ont mis trop de confiance dans l'écorce du Pérou, qu'il me soit permis de ranger Strack, qui paroît avoir abusé du quinquina, comme Sydenham et De Haen de la saignée, et Stoll de l'émétique? Eh! de quoi n'a-t-on pas abusé et n'abuse-t-on pas encore? L'homme se laisse trop facilement entraîner; il est homme par-tout et en tout.

---

tures que les délayans, les tempérans et les anti-spasmodiques, en rendant la souplesse à ses vaisseaux, en détrempant l'humeur presque concrète, en rompant le spasme, résolvent ces sortes d'engorgemens.

Personne, à mon avis, n'a mieux fait connaître cette différence d'obstruction et leur traitement que le judicieux Alexander. *Caeterum hoc quoque sciendum est,* (dit-il,) *omnem duritiem aut stomachi aut jecoris aut lienis aut alterius cujusdam particulae, à diversis causis, et non ab unâ excitari. Et enim siccitas aut caliditas si praecesserit, humores reddit crassos, tumorem duritiorem efficit; necesse est igitur ut medicamentis aegros curemus, qui tepidam facultatem aut temperatam obtineat. Dictum que namque est ab Aristotele alia que praestantissimis viris antiquis singulaque concreta, et in squirrum indurata pront à contrario ejus quod concretionem peperit dissolvi; nempe quod a calore et siccitate concretum est, ab humectantibus ipsum et refrigerantibus dissolvi oportet. Omnia namque haec caliditate magis torrentur ac indurantur; ex a quod vero dissolvuntur. Ego sane viscerum duritiem humectantibus et temperatis me curasse, et hydralao usum. Lib. VII. Cap. XIV.*

trente livres d'eau. La gangrène ne tarda pas
à se manifester aux deux pieds. Elle couvrit
le gauche, depuis le talon et la malléole, jusqu'aux extrémités des doigts , et céda fort
heureusement ; elle allaita elle-même son
enfant et guérit radicalement de l'hydropisie
et de la phthisie.

Je puise encore , dans les écrits du même
auteur , une observation non moins frappante , qui vient à l'appui de l'utilité du
quinquina , pour remédier à la gangrène
venue à la suite des ouvertures pratiquées
à la peau.

Un jeune homme qui traînoit une fièvre
quarte, depuis un an, tomba dans une hydropisie qui déjoua une foule de remèdes , et
même le quinquina , administré pendant
quelque temps. L'enflure des pieds qui étoit
devenue extrême se couvrit bientôt de rougeur , laquelle fut précédée de vive douleur
et suivie dans peu de la gangrène qui dégénéra en sphacèle. Cet accident s'étendit ,
depuis le bout du pied, jusqu'au milieu des
jambes. On le combattit par de profondes
incisions , d'où coula une grande quantité
d'eau, par de fortes lotions de quinquina

et par l'usage de cette substance donnée
toutes les heures (1).

Il ne manque pas d'exemples de guérison
de gangrène survenue à des hydropiques,
et opérée par le quinquina ; bien des auteurs
en font mention. On trouve des observations

---

(1) Si l'on n'obtient pas pour l'ordinaire des succès
bien éclatans de l'emploi du quinquina dans les gangrènes qui surviennent aux jambes des hydropiques ou
au scrotum, c'est qu'on a coutume de ne l'administrer
qu'à trop petite dose ; c'est ici qu'il faut, à l'exemple
de Strack qui s'en est servi avec fruit dans des cas pareils,
le porter jusqu'à quatre, cinq, six onces dans huit
jours. Il convient de le continuer encore quelque
temps après la guérison. Il assure même que cette
méthode de traitement met à l'abri des rechutes,
Neque ulius eorum (dit-il) *quos ita curaveram, im-*
posterum in hydropem recidit, quos post triginta annos
a curatione vidi. Obs. med. pag. 130.

C'est en suivant cette méthode de traitement qu'on
vient à bout de fixer la gangrène et de dompter l'hydropisie. Cette observation prouve que tel remède
donné à petite dose n'opère aucun effet, tandis qu'il
réussit en l'administrant à haute dose et en le conti-
nuant quelque temps. Celse s'exprime très-bien a ce
sujet : *pertinacia juvantis malum corporis vincit.* Lib.
III. Cap. XII.

bien tranchantes dans les essais d'Édimbourg, et les mémoires de cette fameuse académie. On y lit que cette substance arrêta la gangrène qui survint à une hydropisie du scrotum. Le célèbre Professeur qui en fait le sujet, fit préparer une forte infusion de quinquina, se fit scarifier le scrotum, saupoudra les mouchetures avec cette écorce pulvérisée, et enveloppa les bourses avec des compresses trempées dans l'infusion de cette même substance : la gangrène céda bientôt à ce moyen ; les parties mortifiées se desséchèrent et tombèrent enfin ; il ne resta qu'un ulcère louable. Le tissu cellulaire ne fut pas même engorgé, ni pénétré d'aucune matière qui nécessitât l'emploi des détersifs. Les deux testicules qui étoient à nu, furent recouverts de tégumens, au bout de quelques semaines.

Un des grands Praticiens de cette Ville, qui périt victime de son zèle pour l'enseignement public, durant la dernière maladie contagieuse qui régna à Montpellier, en l'an 8 (1), et qu'il contracta à l'hospice civil et

____

(1) Voyez mon ouvrage sur la fièvre catharrale nerveuse et maligne qui régna à Montpellier en l'an 8.

militaire dont j'étois alors Médecin en chef,
le Professeur Pétiot, dont le doux souvenir
me fait encore couler des larmes de reconnoissance, eût occasion de voir un cas semblable guéri par l'usage interne et externe
du quinquina.

C'est par l'emploi de cette même substance
prise, tour à tour, sous toutes les formes, soit
en décoction, soit en substance, soit en
extrait, soit enfin sous forme de lotion,
que je parvins à dompter la gangrène qui
se manifesta sur les extrémités inférieures
d'une jeune fille, âgée de 17 ans et atteinte
d'une anasarque; cet accident étoit la suite
des mouchetures qui fournirent copieusement, et mirent fin à cette maladie qu'elle
traînoit depuis six mois, et qui avoit résisté
à tous les moyens prescrits par les Médecins
qui m'avoient précédé.

La décoction de quinquina sert plus souvent à fixer la gangrène que l'usage de cette
écorce en susbtance. C'est une observation
qu'avoit faite le célèbre De Haën, et que
j'ai été à portée de vérifier plusieurs fois
dans les hôpitaux.

CHAPITRE VI.

De l'utilité du quinquina qui agit autant par sa vertu diurétique et tonique, que par sa vertu anti septique, dans des cas d'hydropisie compliquée de gangrène déterminée par les scarifications.

Il est à remarquer que le quinquina convient d'autant plus dans la gangrène compliquée d'hydropisie, qu'il augmente considérablement le cours des urines ; n'est-ce pas à sa vertu tonique dont l'action se répète sympathiquement sur le systeme général et principalement sur le système absorbant, plus ou moins frappé d'atonie, dans la plupart des affections de cette nature, qu'il faut attribuer cette abondante excrétion d'urine? C'est un phénomène qui s'est opéré plusieurs fois sous mes yeux, et qui n'avoit pas échappé à l'œil observateur de Strack, qui assure avoir vu rendre, dans un jour et une nuit, durant l'usage du quinquina administré dans une hydropisie avec gangrène, 16 à 20 livres d'eau par les urines. *Solet autem iste quidem hydrops, (quod memoratu dignum est,) exitum per urinam uncre et intra diem noctem que, 16 maximè aut 20 libras effundere ; non protinus quidem ut cortex datur aut aliquantum ex febre minutum est , sed postea quam febris ex toto expuncta est ; et sequitur maximè hunc ordinem, initio urina quæ turbida ante fuerat , transparens fit, post limpida et aquosa evenit, deinde que cum expunctâ febre, satis validæ corporis vires fuerint, liberaliter erumpit, omnem que hydropem secum trahit (1).*

Albertini soutient la même opinion. Son observation particulière lui a appris que le quinquina excite une abondante évacuation d'urine. Il n'attribue pas seulement à cette écorce fébrifuge et anti-septique , la faculté d'exciter les urines, mais encore de procurer des selles et d'augmenter les sueurs et même la transpiration insensible. Il confirme cette assertion par une multitude de faits.

Il suit des observations que nous venons de retracer, que la gangrène, quoique parfaitement établie , n'a pas des suites aussi

___

(1) Observat. medic. Lib. III. cap. IV. pag. 131.

dangereuses que les détracteurs de la méthode des mouchetures, dont on me repro-
chera, peut-être, de me déclarer le trop
zélé défenseur, cherchent à le faire accroire.

CHAPITRE VII.

*De la gangrène considérée comme moyen de
solution dans quelques cas d'hydropisie.*

Qui ignore encore que la nature décide
quelquefois la gangrène, pour terminer favorablement certaines hydropisies dont l'art
n'avoit pu triompher.

Dans le nombre des cas que ma pratique
m'a offerts, sur-tout dans les hôpitaux qui
ouvrent un vaste champ à l'observation,
je me bornerai à relater l'exemple d'une
fille atteinte d'une ascite compliquée d'œdème des poumons. Il survint, dans la nuit du
troisième jour qu'elle entra dans l'hospice,
une difficulté de respirer d'autant plus laborieuse, qu'elle ne pouvoit garder la situation
horizontale. Les mains et les jambes étant
extrêmement enflées, je me décidai, malgré

les fortes chaleurs de l'été et le grand nombre des ulcères gangréneux qu'on traitoit
dans les salles des blessés, à tenter quelques
mouchetures aux jambes, quoique je fusse
presque persuadé qu'il en résulteroit la
gangrène. Mais le cas étoit si urgent qu'il
falloit nécessairement recourir à ce moyen,
ou s'attendre à voir périr bientôt la malade,
qui sollicitoit, à grands cris, l'opération de la
paracentèse que je ne jugeai pas convenable : dans un péril aussi imminent, je préférai, à l'exemple de Celse, tenter un remède
douteux que de n'en faire aucun. *Anceps,
quam nullum, satius est experiri remedium.*

L'événement justifia bientôt mes craintes.
La gangrène se manifesta le lendemain des
mouchetures, elle serpa même assez loin,
de manière que toute la partie de la jambe
droite étoit livide. Il coula de cette plaie une
si grande quantité d'eau, que cette fille fut
bientôt délivrée de toute enflure, sans éprouver même de la foiblesse, ainsi que de la
gangrène que j'attaquai par les anti-septiques
dont j'ai déjà parlé.

L'observation que rapporte Hildan, donne
encore plus de poids à cette assertion. Il fait

mention d'une ascite où le scrotum s'étoit prodigieusement enflé et ensuite profondément
gangréné. Il s'y étoit fait une si grande escarre,
que les testicules étoient à découvert. Ce fut
par cette voie que s'échappa l'eau qui remplissoit tout le bas-ventre. Cet auteur ajoute
que le malade qui fut parfaitement guéri,
eût même dans la suite plusieurs enfans.

Pott a vu, chez des goutteux, la piqûre du
scrotum, dans l'opération de l'hydrocèle,
être suivie d'un sphacèle qui le détruisit
entièrement.

Parmi les faits qui attestent encore que la
gangrène, survenue au scrotum, est souvent
un mode heureux de terminaison des hydro-
cèles, je citerai le suivant.

Jacques Earle Emy, chirurgien de Londres,
rapporte, dans son traité sur l'hydrocèle,
que de la mauvaise manœuvre d'un gentle-
man qui entreprit la cure de l'hydrocèle par
la méthode des injections, il résulta une
inflammation violente et une mortification
qui fit tomber en escarre le scrotum et mit
le testicule à découvert. On administra alors

le quinquina à l'intérieur, qui dissipa bientôt et la gangrène et l'hydrocèle.

Strack cite deux exemples de gangrène aux testicules, guérie par l'usage du quinquina donné en même-temps, et sous forme d'extrait, et sous forme de décoction, à l'intérieur et à l'extérieur.

Il seroit superflu de décrire encore d'autres cas d'hydropisie heureusement terminée par la gangrène. Nombre d'écrivains ont parlé des avantages qui résultent de son apparition.

Gibson a observé que des gangrènes décidées par le poids du corps avoient été manifestement utiles.

Quesnai a fait des réflexions très-judicieuses sur l'utilité de la gangrène établie à l'extérieur.

Burserius rapporte le témoignage de quelques auteurs italiens, tels que Baraldi et Lauteri, qui ont aussi remarqué que la gangrène tournoit quelquefois au profit des malades.

Graner et Samotice, qu'on peut consulter avec fruit, se sont convaincus que la nature se servoit plus d'une fois de cette voie de solution, pour mettre fin à des maladies que l'on regardoit souvent comme incurables, quand elles étoient parvenues à leur dernière période.

CHAPITRE VIII.

De l'utilité du quinquina combiné avec l'opium dans quelques cas de gangrène.

S'il est quelquefois avantageux de combiner le quinquina avec la racine d'arnica, dont Stoll, Collin et sur-tout Ulthof ont tant préconisé les propriétés anti-putrides, il est aussi très-utile de le marier avec l'opium qui est également un puissant anti-septique, lorsqu'on présume sur-tout que la gangrène dépend de l'étranglement spasmodique des vaisseaux et de l'excès des douleurs. Elle est en effet souvent la suite d'un spasme trop long-temps soutenu, d'une tension trop considérable et d'une irritation manifeste, puis-

qu'on remarque qu'une efflorescence érysipélateuse, qui est souvent l'effet des scarifications, la précède presque toujours.

C'est dans ce cas que l'opium peut mettre
des bornes à la gangrène, qu'il en devient
le spécifique, en rompant le spasme, en
détendant la fibre et calmant l'irritation.

Le célèbre Lombard, Chirurgien de Stras-
bourg, a tiré de grands avantages de l'opium
administré dans des gangrènes qui dérivoient
des principes énoncés. Ce grand Praticien a
très-bien fait sentir, dans son ouvrage,
qu'on ne doit pas le tenter indistinctement
dans toutes les espèces de gangrènes; que
ce seroit à coup sûr le compromettre, en
faire une fausse application, que de le
regarder comme le spécifique de toutes les
affections de cette nature.

Dussaussoi, Chirurgien en chef du grand
Hôtel-Dieu de Lyon, a employé aussi, avec
fruit, l'opium contre les gangrènes d'hôpital,
dont il a donné une exacte description(1),
chez les sujets doués d'une constitution irritable.

____

(1) Voyez sa dissertation sur la gangrène des hôpitaux.

La qualité anti-septique de l'opium qui augmente vraiment les forces vitales , ne peut mieux être prononcée , que par la belle observation de Pott sur la gangrène , qui débute par des douleurs vives qui se font ressentir aux extrémités inférieures et sur-tout aux orteils (1).

Les observations de Sydenham et de De Haën confirment également la vertu anti-putride de l'opium dans les petites véroles gangréneuses.

On voit donc que l'opium ne peut devenir anti-septique que relativement aux circons-tances.

Il est des cas, sans doute, où l'effet de cette substance a leurré les espérances des gens de l'art , qui pensoient en obtenir des succés dans toutes les espèces de gangrène. Leur

___

(1) M. Barrau , négociant de cette Ville , que je traitois dernièrement et de concert avec M. Pontingon , nous offrit un exemple d'une gangrène de cette nature. Il se plaignit , vers les deux heures du matin , d'une douleur violente au pied gauche , qui se couvrit bientôt des taches livides qui dégénérèrent en gangrène , sous laquelle il succomba le neuvième jour , malgré les anti-septiques les plus appropriés.

attente sera toujours trompée, tant qu'ils n'en sauront pas discerner les causes, en saisir les véritables principes, et y adapter le mode convenable de traitement.

Ce remède ne peut qu'aggraver les ulcères gangréneux, chez les sujets qui portent quelque tendance à la dégénération scorbutique.

Un point plus important qu'on ne pense, est de ne le donner qu'avec beaucoup de ménagement et de circonspection, de ne point l'administrer à trop haute dose, afin de ne pas procurer le sommeil qu'occasione cette substance; l'opium paroît avoir une action bien marquée contre les affections qui augmentent pendant le sommeil, d'après les observations de Willis et de De Haën. Car il est dangereux de laisser dormir trop long-temps les malades atteints de la gangrène. On sait que le sommeil, sur-tout lorsqu'il est profond, cause une augmentation de sang relative dans les capillaires du système des vaisseaux sanguins, et ne peut qu'accélérer la progression de la gangrène. Plusieurs fois je me suis convaincu de cette vérité.

Il suffira d'en présenter un exemple. Der-

nièrement, Mlle Magne S^t. Victor, de Lou-
piau, dont les vertus, l'esprit et les talens
ont laissé des regrets éternels dans les cœurs
de ses proches et de ses amis, m'en a fourni
une preuve péremptoire.

La gangrène qui se manifesta sur la jambe
droite de cette intéressante personne, tout à la
fois atteinte de phthisie pulmonaire et d'hydropisie ascito-anasarque, à la suite des crevasses
spontanées, s'accrut tellement durant le sommeil déterminé par des doses réitérées d'o-
pium, que nécessitèrent les violentes douleurs qu'elle éprouvoit, que dans l'espace de 24
heures, elle serpa au point que cette extrémité fut presque couverte de plaques noirâtres. Peut-être serions-nous parvenus avec
MM. Fouquet et Estor, qui prodiguoient
également leurs soins à cette aimable malade,
luttant, depuis 12 ans, contre une maladie de
poitrine, à dissiper les ulcères gangréneux,
si ses humeurs n'avoient pas contracté ce
haut degré de décomposition et de dégénération septique, développée par la complication de ses maux (1).

____

(1) N'est-ce pas dans des cas de cette nature qu'il
conviendroit d'employer la dissolution d'opium et de
camphre dans l'eau-de-vie, d'après la méthode

Forestus s'est expliqué formellement sur cet article ; il dit que si la gangrène croît d'un doigt pendant la veille, elle croît de quatre durant le sommeil.

C'est en suivant, à peu près, ce mode varié de traitement, que j'ai triomphé assez souvent et de la gangrène et de l'hydropisie, qui avoit résisté à tous les autres moyens connus.

N'est-il pas à présumer que la mort auroit à coup sûr terminé ces graves affections, si, à l'exemple de ces Médecins timides et fortement repréhensibles, qui n'osent pas s'écarter du cercle étroit de l'aveugle routine, ou qui craignent de compromettre toujours leur réputation, j'eusse été retenu par cette

---

iatraleptique ? Les succès qu'en a obtenus M. Chrestien chez les sujets atteints de la gangrène, doivent engager tous les Praticiens à recourir à ce mode d'absorption.

C'est aux Brera et aux Chiarenti que nous devons le renouvellement de cette méthode, qui prit naissance chez les Grecs.

Pline nous apprend, *lib. XXIV, cap. I*, que Prodicus, natif de Selymbria, et disciple d'Esculape, fut le premier à la mettre en usage.

Galien, *lib. VII de comp. med. secund. loc. c. 5*, parle aussi d'un Médecin nommé *Dictas*, qui prétendoit guérir les maladies par le moyen des frictions, des fomentations, des teintures, et de l'application des onguens.

appréhension de la gangrène, qui ne siége souvent que dans leur imagination trop prévenue contre cette méthode ?

Ce n'est pas que je n'aie échoué quelquefois ; mais les exemples d'irréussite ont été assez rares. Eh ! quelle est donc la méthode sûre et infaillible ? Des circonstances imprévues ne peuvent-elles pas en contrarier l'effet ?

CHAPITRE IX.

Des inconvéniens qui résultent de l'application des vésicatoires dans bien des cas d'hydropisie.

L'observation a démontré que les mouchetures non sanglantes, pratiquées dans des temps opportuns, n'entraînent pas assurément les inconvéniens qui résultent de l'application des vésicatoires, que quelques Médecins hardis, pour ne pas dire davantage, conseillent d'appliquer sur les cuisses et les jambes œdématiées.

Je ne retracerai point ici le danger qui en est presque inséparable et les maux qui en sont la suite. Que pourrois-je dire, après tout ce qu'en a peint le candide Sydenham,

qui a si fortement tonné contre cette metho-
de qui a pourtant trouvé des fauteurs bien
puissans.

On sait que la surabondance des sucs lymphatiques et muqueux qui sont alors dans le
tissu cellulaire de notre corps, rend plus difficiles à guérir les plaies que l'on y détermine.
Nous avons reçu cette leçon du Père de la
Médecine ; *aquâ* (dit-il) *intercutem laboran-
tibus, ulcera in corpore facta difficulter sa-
nantur* (1).

On est alors plus en droit d'attendre la
gangrène, parce que l'humeur aqueuse qui
s'échappe de tant de points ouverts, empê-
che la réunion des lèvres de la plaie, et
par conséquent la cicatrisation.

Le seul excès d'humidité, dit Galien, est
un obstacle à la guérison des plaies.

On ne peut pas même se promettre de
fixer, d'arrêter aussi facilement la gangrène,
vu la profondeur et l'étendue des parties
qu'elle occupe, et l'inertie des pouvoirs
vitaux. Car la fibre, sans cesse abreuvée par
cet écoulement abondant que fournissent les

---

(1) Aph. 8. Sect. 6. Mercur.

vésicatoires, perd son ressort, son énergie, et enfin le reste de sa chaleur vitale.

S'il est quelque moyen qui puisse concourir alors à la lui restituer en partie, ce sont, sans contredit, des lotions spiritueuses qui ont pour base, l'arnica, le quinquina, le camphre, et l'emploi des bandes circulaires, dont je ferai connoître les avantages dans le cours de cet ouvrage.

C'est ici encore que le régime fortifiant, les anti-septiques, les toniques et sur-tout le quinquina pris intérieurement et combiné avec le camphre, tendent à rappeler la vie de la partie, et à la préserver de la pourriture complète.

Il est évident que tous ces moyens, aidés du régime sec qui donne du ton et de la force aux parties motrices, ramollies et flasques, remédient quelquefois au mal et à sa cause.

Il est donc sage de s'abstenir de l'application des vésicatoires, dans l'hydropisie avancée, quoiqu'il soit notoire que cette pratique ait été adoptée par des Médecins de mérite, qui en ont publié les succès.

Notre fameux Rivière fait mention d'un hydropique guéri par l'application du vésicatoire.

Tozetti qui avoue qu'il n'a jamais vu naître la gangrène dans les endroits où il avoit fait placer les vésicatoires, en recommande singulièrement l'application.

CHAPITRE X.

Des avantages des vésicatoires et autres égouts, dans le principe de l'hydropisie.

Ce n'est que dans le principe de l'hydropisie qui dérive sur-tout de la rétropulsion de quelque affection cutanée, ou de la retrocession d'un vice rhumatismal ou goutteux, ou de la cessation d'une humeur habituelle, telle que des pertes blanches invétérées, de vieux ulcères, la sueur des pieds, etc. que je me suis décidé à faire appliquer le vésicatoire à l'intérieur des cuisses ou aux bras, et quelquefois à l'un et à l'autre côté, mais en écharpe, selon les circonstances; la gangrène se montre plus rarement dans ces parties que dans les autres. J'ai soulagé plusieurs hydropiques par ce moyen qui opère promptement et qui devient indispensable , quand on soupçonne la rentrée de quelque humeur hétérogène , sur-tout lorsqu'on donne en même-temps la douce-amère (1). Le vésicatoire alors est

---

(1) Ce n'est que dans ces cas que la douce-amère , que quelques Médecins ont tant recommandé dans l'hydropisie , a concouru à dissiper cette affection.

Peut-être que c'est sous ce point de vue que Lobel et Camerarius ont présenté la douce-amère comme hydragogue et diurétique , et qu'ils en ont prôné beaucoup les propriétés contre l'hydropisie.

Jean Bauhin a vanté aussi l'efficacité de la douce-amère dans cette maladie.

Dioscoride et Mathiole regardent la décoction des tiges de cette plante dans le vin blanc , comme purgative et utile dans l'hydropisie.

Tragus , Bacher , Linné , Razoux , Carrere ont remarqué que la douce-amère étoit diurétique.

N'est-ce pas aussi dans ces cas d'hydropisie que les diaphorétiques conviennent , sur-tout chez les sujets dont l'habitude du corps est naturellement cachectique , pâteuse , d'une constitution lâche , phlegmatique , pituiteuse , et dont la cause dérive de la suppression de la matière perspirable ?

indiqué sous le rapport, et d'évacuant et de révulsif.

C'est sous ce même point de vue curatif que l'ouverture des cautères établis de bonne heure, soit au bras, soit à la cuisse, est d'une nécessité absolue. Ils sont alors moins susceptibles de présenter quelques traits de dégénération gangréneuse. Mais si l'on n'y a recours que lorsque l'hydropisie a déjà fait des progrès, ils déterminent plus aisément la gangrène, parce que les parties ont extraordinairement perdu de leur ton, et qu'elles achèvent de perdre la chaleur vitale. Il est de fait que les vésicatoires et les cautères sont suivis des effets funestes, quand on les applique dans l'hydropisie avancée, parce que les humeurs devenues âcres tournent aisément à la gangrène.

De tout temps, les Praticiens ont considéré les égouts comme très-salutaires dans les affections hydropiques, notamment dans l'œdème des poumons, ou dans la tendance à l'hydropisie de poitrine, lorsqu'on peut soupçonner, sur-tout, qu'elle tire son origine du refoulement d'une maladie de la

peau qui a disparu, ou spontanément, ou
après l'application de quelques topiques
répercussifs ; de la suppression de quelque
perte blanche, ou de la guérison d'un vieux
ulcère, ou du déplacement d'une humeur
rhumatismale, goutteuse, arthritique, etc.

Rhazès assure qu'une femme hydropique,
qui avoit employé infructueusement bien
des remèdes continués long-temps, trouva
sa guérison dans l'écoulement de deux cautères ouverts à la jambe.

Fabrice dit qu'il appliqua avec succès un
cautère à la jambe d'un hydropique, dans
la vue de détourner les eaux et d'y donner
issue.

Qu'il seroit à souhaiter que cette pratique
fut plus généralement accueillie, dès le com-
mencement de l'hydropisie, et qu'on suivit
l'exemple de la pluralité des Médecins bien
exercés qui en font tellement de cas, qu'ils
se hâtent de faire ouvrir des cautères, à la
suite des maladies qui amènent des enflures, dans la vue de prévenir le développement de la diathèse hydropique, quand on y
porte quelque tendance ?

Il paroît qu'on pourroit également tirer un
grand parti de l'application des sétons dans
ces affections , quand elles tirent leur origine
des engorgemens manifestes du foie , de la
rate , de la matrice , etc. Mais pour que
cette méthode tant recommandée et prati-
quée par nos pères , moins timides que
nous dans l'exécution de pareils moyens ,
et qui n'est pas assez accréditée de nos
jours , pût opérer de bons effets , ne faudroit-
il pas établir ces égouts précisément à l'endroit ou à côté de ces viscères , où l'empâtement est le plus sensible , et en entretenir
long-temps la suppuration ? Cette voie de
dérivation me sembleroit la plus convenable
pour détourner la matière déposée sur ces
organes , et aideroit à faciliter conséquemment la cure de ces sortes d'hydropisies.

Mais il faudroit avoir l'attention de n'établir ces égouts dérivatifs , dans ces parties ,
qu'après en avoir pratiqué préalablement
d'autres révulsifs , conformément aux lois
de la doctrine des fluxions, que notre
savant Barthez a développée d'une manière
si lumineuse , dans ses deux excellens mémoires sur les fluxions , et dans son traité

des maladies goutteuses. On ne peut pas disconvenir que leurs nuances qu'il a si bien décrites dans ce précieux ouvrage, ne soient pourtant très-difficiles à saisir auprès des malades, et que ce n'est que par une longue expérience qu'on peut parvenir à savoir bien les discerner,

CHAPITRE XI.

De l'utilité des scarifications pratiquées dans des temps opportuns.

Si certains Médecins ont tant dénigré la pratique des scarifications, s'ils n'en ont point obtenu les succès qui ont presque toujours couronné mes tentatives, c'est qu'ils les ont faites dans des temps peu convenables ; c'est qu'ils n'ont pas eu la précaution de les pratiquer à propos et telles que je les recommande. Leur heureux effet dépend de la manière de les faire, et du concours de toutes les considérations que j'ai déjà brièvement exposées et que j'étendrai maintenant davantage.

Qu'on épie donc le moment où elles conviennent, qu'on saisisse le temps où la nature semble se faire entendre , qu'on les mette enfin à exécution dans cette période de la maladie , où les organes jouissent encore de cette force de vie propre à seconder les efforts de l'art , la réussite en sera alors presque assurée. C'est le succès qui enhardit , encourage et affranchit les esprits du despotisme des préjugés. L'amour du vrai et l'intérêt de l'art doivent être les seuls mobiles du Praticien ; eux seuls doivent le remettre sur la route des épreuves que l'observation à sanctionnées , lorsqu'il a vainement interrogé tous les remèdes tirés de la classe des diurétiques , des apéritifs , des purgatifs , des sudorifiques , etc.

Si les mouchetures remplissent parfaitement les vues sages de la nature , c'est que la nature nous en a souvent frayé la voie. Toujours attentive à entretenir l'ordre et l'harmonie des fonctions du corps animé , elle cherche aussi à le délivrer de tout ce qui peut exciter le trouble et le dérangement des organes , opprimés par le poids des eaux , qui distendent et tuméfient le tissu muqueux ; elle travaille à amincir la peau et à exciter sur les jambes et les cuisses, et d'autrefois sur d'autres parties, de petites phlictènes qui, par leur crevasse spontanée, laissent échapper l'humeur aqueuse.

Que d'exemples de guérisons dues à ces salutaires vessies ! Combien de fois n'ai-je pas été témoin de ce phénomène ? Les éphémérides des curieux de la nature en font mention.

Est-ce qu'on n'a pas vu d'autrefois la peau se fendre, sur-tout dans les grandes tuméfactions des membres ? Ces fentes ou crevasses s'étendent tellement en longueur, que l'eau en découle abondamment.

Entre autres cas, je choisirai l'observation bien frappante que je fis sur une jardinière, qui atteinte, depuis plus de quatre mois d'une hydropisie ascito-anasarque, ne pût attribuer sa guérison, qu'à des crevasses qui se firent le long des jambes.

Le corps de cette femme, âgée de trente-cinq ans, étoit monstrueux ; nul remède n'avoit pû en diminuer le volume. Désespérée, depuis deux mois qu'elle étoit à l'hôpital, de n'y trouver aucun soulagement, elle voulut en sortir ; malgré toutes mes représentations. Mais dénuée de tout moyen, elle fut forcée d'y rentrer quatre jours après. Au moment où je n'espérois plus rien des ressources de l'art et de la nature , la peau des jambes se fendit , et toutes les eaux s'écoulèrent par cette ouverture ; elle se rétablit entièrement dans l'espace d'un mois. Je l'ai vue long-temps après qu'elle fut sortie de l'hospice , jouissant de la santé la mieux affermie.

Est-ce qu'on n'a pas vu encore suinter , à travers les pores de la peau , l'eau qui distend les cellules ou mailles du tissu graisseux (1) ? J'ai été témoin de deux exem-

____

(1) Ce phénomène s'opère principalement chez les femmes , les jeunes-gens et les enfans , dont la peau est extrêmement tenue , fine et délicate ; alors le fluide, épanché dans les mailles de tissu muqueux , distend et dilate tellement les pores de la peau , qu'il s'y fraye un libre passage , et y forme une transudation plus ou moins abondante.

Targioni , Tozetti et Douglas assurent que ce signe est particulier à l'hydropisie de l'ovaire , et regardent

ples semblables. Un pareil cas est rapporté
dans les mémoires de l'académie des sciences.

On lit aussi, dans les mémoires des curieux
de la nature, que toute l'eau d'un hydropique se fit jour, à travers les pores de la
peau, et de l'épiderme des hypocondres.

Des faits de cette espèce sont également
consignés dans les éphémérides d'Allemagne.

Le traducteur de l'excellent traité de
l'hydropisie, par Monro, nous apprend
qu'il fut témoin d'une pareille transudation
chez un leucophlegmatique. Il fut même
fort étonné de ce phénomène, qu'il n'avoit
lu, dit-il, dans aucun auteur, ni observé
dans sa pratique.

Le malade qui en fait le sujet se plaignoit
que ses draps de lit étoient mouillés, sans

____

comme caractéristique de cette maladie le suintement
de la sérosité, à travers les pores de la peau de la
jambe, lorsqu'à ce symptôme se joint la tumeur qui
occupe sensiblement l'un des deux hypogastres, la
douleur sourde et le sentiment de pesanteur qu'on
éprouve dans le côté affecté.

s'être même aperçu du point par où l'eau s'étoit faite une issue. Le ventre offroit, du côté gauche, un endroit de la largeur de la main plus luisant que le reste. La plus légère pression sur cette partie lui fit voir manifestement des gouttes d'eau qui suintoient à travers les pores, à peu près comme si l'on pressoit une écorce d'orange entre les doigts.

J'ai eu occasion de faire la même remarque, il y a dix ans, à l'hôtel-Dieu, sur une femme atteinte d'une anasarque, venue à la suite des fièvres quartes, qu'elle traînoit depuis plus de six mois. Elle me dit un jour, à ma visite du matin, qu'elle n'avoit pas pu fermer l'œil de toute la nuit, par rapport à l'humidité que lui avoient communiquée les draps de son lit qui étoient bien mouillés. Elle ne se doutoit pas que de la partie interne des cuisses, suintoient des gouttes d'eau, par voie de transudation. Ce fut, sans contredit, à cet écoulement, qui se soutint près de trois semaines, qu'elle fut redevable de la guérison de son hydropisie.

Pourquoi donc ne suivroit-on pas cette

impulsion de la nature, qui semble nous
mettre sur la route qu'il faut tenir? Pourquoi
ne seconderoit-on pas tous ses efforts qui
tendent à favoriser ces ouvertures? Ces
fentes ne ressemblent-elles pas aux mouchetures que l'art fait avec le fer? N'indiquent-
elles pas que l'art devroit plus souvent imiter
la nature qui se prépare cette voie, pour
se débarrasser de cet amas du fluide aqueux?

N'est-ce pas un principe avoué de tous
les Médecins, que l'art doit chercher à
imiter la nature dans la guérison des maladies?

Pratiquer donc, dans ces occurences, de
légères scarifications, les faire non sanglantes, c'est se prêter aux intentions bienfai-
santes du principe qui dirige et règle tous
les phénomènes de l'économie animale. Ce
simple procédé ne doit-il pas être considéré
comme une sage imitation du travail de la
nature, qui élève sur les parties œdématiées des vessies ou phlictènes, ou y trace
de petits sillons ou fentes, d'où s'écoule l'eau
épanchée dans les mailles de l'organe cellulaire?

Combien de fois les cas fortuits ne nous ont-ils pas même encore avertis qu'on devroit pratiquer les scarifications, plus souvent qu'on ne le fait ! Quel est le Médecin qui n'a pas connoissance de quelque hydropique guéri par des brûlures !

Boerhaave raconte l'observation d'un manœuvre atteint d'anasarque qui, un jour très-rude d'hiver, s'étant trop approché du feu pour réchauffer ses pieds presque glacés, se les brûla, sans le sentir (1). L'eau qui inondoit tout son corps, depuis la tête jusqu'aux pieds, s'échappa par cette ouverture. Au bout de trois jours la peau devint pendante et flasque comme du linge mouillé.

Homberg parle aussi d'une femme dont les cuisses et les jambes étoient extrémement tuméfiées depuis plusieurs années, et qui retiroit un grand soulagement des frictions

____

(1) Si la peau devient quelquefois insensible à l'impression de la brûlure, c'est que tout est alors dans un état de relâchement, c'est que la chaleur animale et la force contractile des vaisseaux sont considérablement diminuées.

qu'on lui faisoit journellement , devant le feu , avec l'esprit de vin. Quelques gouttes tombèrent un jour sur le feu même d'où jaillit rapidement un tourbillon de flamme , qui brûla légèrement les parties infiltrées. Malgré l'application d'un onguent dont on couvrit de suite les points brûlés , les eaux coulèrent copieusement durant toute la nuit, et les parties se désemplirent entièrement.

J'ai vu à l'hôpital , il y a près de 15 ans , une fille de l'âge de 18 ans , originaire de St. Bauzille de l'Hérault , laquelle fut redevable de la guérison d'une anasarque qu'elle portoit , depuis huit mois , à une brûlure du pied , d'où s'échappèrent toutes les eaux.

Entre autres cas fortuits , je dois encore citer le suivant , qui prouve , d'une manière évidente , les avantages de ces petites fentes ou ouvertures.

Un homme de St. Pons de Manchiers, village situé à près d'un myriamètre de Montagnac , âgé de 50 ans , d'une constitution forte et robuste , fut atteint , il y a environ neuf à dix ans , d'une hydropisie ascite compliquée d'anasarque, qui augmenta, à un tel point, qu'il marchoit avec peine.

Un jour cependant, qu'il se trouvoit moins lourd et moins pesant, il essaya d'aller visiter une de ses terres, peu distante de son village. Avant d'y parvenir, il fut obligé de passer sur une éminence dont le bord étoit très-étroit ; mais ayant chancelé et ses jambes ne pouvant plus le soutenir, il se laissa tomber, et roula dans le fond d'un petit précipice qui étoit tout couvert de ronces et d'épines ; ne pouvant se relever qu'après un certain temps et avec peine, et ne voyant personne pour lui donner du secours, il se traîna comme il pût et parvint enfin à en sortir tout meurtri. Arrivé chez lui, il s'établit un écoulement si abondant par les différentes piqûres disséminées sur les extrémités inférieures qui étoient très-œdématiées, que dans l'espace de huit jours son corps se désenfla entièrement, et qu'il recouvra bientôt sa première santé (1).

***

(1) Cette guérison fit tant de bruit dans tous les environs, que M. Brifaud, Médecin à Montagnac, qui a communiqué cette intéressante observation au

Il résulte donc , de cette somme d'observations , que la pratique des scarifications non sanglantes , qui n'est qu'une fidèle imitation des opérations de la nature ou de celles du hasard , devroit être plus généralement accueillie , puisqu'elle tourne au salut des hydropiques.

Mais quelque avantageuse que soit cette méthode , il seroit dangereux d'y recourir dans toutes les espèces d'hydropisie. L'art , basé sur l'observation , a posé des limites qu'on ne peut outre-passer , sans s'exposer à des suites funestes. Les tenter indistinctement , c'est témérité , c'est ignorance ; c'est transgresser les règles de l'art , c'est le profaner , que d'en faire aveuglément usage.

Il importe donc de désigner les différens cas où l'on doit les mettre en pratique.

Docteur Filliol , mon ami , de qui je la tiens , se rendit exprès à St. Pons, pour voir cet homme et s'assurer de la vérité du fait , qui se passa de la manière que je viens de le retracer.

CHAPITRE XII.

*Des avantages des scarifications dans l'hydro-
pisie anasarque, même compliquée d'ascite.*

Les mouchetures conviennent spécialement dans l'hydropisie anasarque, parce que
le fluide aqueux ne siége que dans les cellules du corps cribleux ; elles peuvent réussir aussi dans la leucophlegmatie, mais plus
rarement.

L'observation démontre qu'elles opèrent
également de bons effets dans l'hydropisie
ascite compliquée d'anasarque.

Méad observe qu'elles procurent le plus
grand soulagement dans cette espèce, et
qu'elles en déterminent quelquefois la guérison radicale. Il nous a transmis, à ce sujet,
l'histoire d'une femme vigoureuse, âgée d'environ 5o ans, qui étoit en même-temps
attaquée et d'une hydropisie ascite et d'une
anasarque. Cette affection avoit déjà fait
de si grands progrès, qu'il désespéroit de sa

guérison. Pour n'avoir rien à se reprocher, il proposa les scarifications, comme le dernier remède auquel on pût avoir recours. La malade ne se montra pas d'abord docile à sa proposition, mais sollicitée par les instances de ses amies, elle se soumit enfin à cette simple opération. On pratiqua les mouchetures sur l'une et l'autre jambe; il coula, durant dix jours, une si grande quantité d'eau, que sa santé se rétablit parfaitement. On lui administra, à cette époque, bien des remèdes propres à donner du ton et du ressort à la fibre. Elle survécut encore cinq ans, jouissant d'une bonne santé, et elle succomba ensuite sous une maladie aiguë.

Les essais et observations de médecine de Londres font mention d'un jeune paysan atteint d'une ascite qui dégénéra en anasarque. Réduit à la dernière détresse, il se présenta à l'hôpital, comptant y finir bientôt ses jours. Le scrotum étoit extraordinairement enflé, la respiration courte et laborieuse, et les fonctions vitales dans un tel degré de foiblesse, qu'on ne sentoit point de battement dans aucune partie de son corps. Une espèce de frémissement se faisoit seulement sentir à la région du cœur. Quelques cuillerées de vin relevèrent un peu les forces , et le pouls offrit quelques battemens , mais foibles et languissans.

Comme il s'étoit élevé , sur les jambes et les pieds , des phlictènes ou vessies qui s'ouvrirent spontanément , le Médecin fit scarifier le scrotum et les parties inférieures , d'où s'échappa une quantité de fluide aqueux. On les fomenta avec du vin aromatique , et on lui donna pour boisson ordinaire le vin bien trempé et ferré. Il prit chaque soir un julep diurétique. On répéta encore les scarifications aux jambes et à d'autres endroits ; il en découla abondamment de l'eau , tout le corps se désenfla , l'appétit reparut , la respiration devint libre , et le pouls présenta bientôt le rhythme naturel. Le bas-ventre conservant un peu de volume , on administra alternativement des purgatifs mercuriels , interposés avec les diurétiques et les apéritifs. Ces moyens ainsi combinés réussirent si bien , que dans l'espace de six semaines , il sortit de l'hôpital sain et sauf. Le Médecin ajoute qu'il le revit, un an après , très-bien portant.

L'observation suivante que vient de me transmettre M. Blavet, dont la réputation est bien méritée, confirme les avantages des mouchetures.

Le nommé Rigal de Vic portoit, depuis six mois, une hydropisie ascito-anasarque, lorsque ce Chirurgien fut appelé pour lui faire la ponction. Mais l'extrême répugnance du malade pour cette opération et l'imminence du danger décidèrent M. Blavet à y substituer les mouchetures, qu'il pratiqua le long des parties internes des cuisses et des jambes, avec d'autant plus de succès, que, dans l'espace de vingt jours, le malade fut délivré de cette hydropisie.

Ce fut, par le même mode des mouchetures, que le Docteur Filliol, dont la modestie égale le mérite, tenta, sur les extrémités inférieures d'une personne atteinte d'une hydropisie ascito-anasarque, que s'opéra dans l'espace d'un mois, la guérison de cette maladie qui paroissoit ne vouloir pas se terminer d'une manière aussi prospère.

Un exemple non moins frappant que m'a

communiqué M. Estor , Chirurgien distin-
gué de cette Ville , vient à l'appui de cette
pratique que je ne cesse de conseiller à mes
collègues.

Il fut appelé le 12 novembre 1793 v. s. ,
pour donner ses soins à l'épouse du nommé
Vidal maçon , laquelle étoit âgée de 22 ans
et enceinte de sept mois environ ; elle étoit
attaquée, depuis le mois d'août , d'une anasarque considérable , dont on étoit en droit
de référer la principale cause , à la suppression de la matière perspirable. Le Médecin
qui la traitoit , il y avoit déjà quelque
temps , avoit tenté infructueusement les
remèdes qui passent pour les plus puissans.
M. Estor, avec qui j'avois eu occasion de voir
quelque hydropique, et qui s'étoit convaincu,
plus d'une fois , des avantages des scarifications , se décida à les pratiquer aux cuisses
et aux grandes lèvres qui étoient très-enflées;
trois jours après cette manœuvre , les enflures avoient considérablement diminué ; mais
les petites plaies étant presque cicatrisées ,
il jugea à propos de répéter les mouchetures
qui coulèrent au-delà de six jours. Ce fut par
ce simple procédé et l'emploi de quelques

remèdes qu'il parvint à dissiper l'hydropisie de cette femme, qui accoucha, deux mois après, d'un enfant bien sain et bien constitué.

Il ne sera pas superflu de rendre encore publique la belle observation dont m'a fait part M. Balaguier, Chirurgien non moins recommandable par ses talens que par ses qualités personnelles.

Une jeune femme de Pignan, grosse depuis six mois et hydropique depuis quatre, inspiroit les plus grandes craintes pour les suites de cette maladie. Malgré l'emploi des remèdes les mieux appropriés, les enflures devinrent prodigieuses, et les grandes lèvres se tuméfièrent, au point que leur volume s'étendit jusqu'à la partie moyenne des cuisses.

M. Balaguier, consulté pour ce cas et instruit par sa propre expérience des succès que nous avions obtenus ensemble à l'hôtel-Dieu, de l'usage des scarifications, ne balança pas à scarifier de suite les grandes lèvres; l'eau en découla copieusement. Depuis ce moment les enflures diminuèrent chaque jour d'une manière sensible. Ce qu'il y a de remarquable, c'est que les plaies ne furent jamais suivies d'inflammation, quoique les mouchetures eussent été un peu profondes. Les divers remèdes qu'il administra à cette femme, la délivrèrent bientôt de toute enflure, et elle accoucha fort heureusement.

Je ne rappelerai pas ici l'exemple d'une ascito-anasarque, guérie par les mouchetures, que pratiqua le Professeur Poutingon, qui, au talent de bien observer, joint celui de grand opérateur.

Si je ne craignois pas d'accumuler trop les faits, je pourrois rapporter encore deux observations de cette nature que me communiquèrent les Docteurs Viader (1) et Pouzin, jeunes Médecins de la Charité, qui

____

(1) Les amis de la science et de l'humanité regretteront long-temps la mort prématurée de ce jeune Médecin, qui étoit devenu mon Collègue à l'hôpital civil et militaire, et Médecin de l'hospice d'humanité, dans un âge où l'on commence à peine à entrer dans la carrière pratique.

par leur exactitude à suivre, il y a douze ans, mes visites à l'hôtel-Dieu, furent à portée de voir, sous mes yeux, les bons effets de cette méthode, et d'en répéter ensuite eux-mêmes les épreuves.

Je ne dois pas passer sous silence que les scarifications n'opèrent pas constamment la cure radicale des hydropisies ascites compliquées d'anasarque. Mon observation particulière m'a appris que l'ascite est difficile à céder, et ne cède point, quoique l'anasarque se dissipe entièrement.

Bien des Médecins, consommés dans la pratique, ont été dans le cas de faire la même remarque.

On lit, dans les mélanges des curieux de la nature, qu'un homme, atteint en même-temps d'une ascite et d'une anasarque, fut guéri seulement de son anasarque par des incisions faites sur le scrotum.

De cette série d'observations n'est-on pas justement en droit d'inférer que c'est spé-cialement dans l'hydropisie anasarque que les scarifications réussissent le plus ?

CHAPITRE XIII.

De la différence qu'on doit établir entre l'anasarque et la leucophlegmatie, qui ne favorise pas autant le succès des scarifications.

Leur succès n'est pas aussi éclatant dans la leucophlegmatie, qu'il est aisé de confondre avec l'anasarque qui en est la sœur et la rivale.

C'est une erreur qui prend souvent un air de vérité, que de confondre ensemble ces deux espèces ; l'une et l'autre présentent des signes qui servent à en faire saisir la différence. Elles offrent des caractères frappans, des traits assez bien dessinés, que l'habitude de voir fait reconnoître au premier aspect. Ces nuances ne peuvent échapper à ce coup-d'œil bien exercé, qu'on ne peut transmettre à personne, qu'on ne peut pas saisir dans les livres, et qu'on n'acquiert que par le laps du temps et par la longue habitude de bien voir au lit des malades.

Ces deux dénominations désignent deux maladies différentes.

La leucophlegmatie diffère de l'anasarque, par la pâtosité de l'enflure, par le tissu de la peau qui est plus dense, plus serré, et qui retient plus long-temps l'impression des doigts. D'ailleurs la couleur de la peau est quelquefois d'un blanc si éclatant et si luisant, que le grand disciple de Boerhaave, le célèbre Van-Swieten, la compare au luisant des vers à soie. L'enflure, en outre, ne se dissipe point dans certains momens, elle est plus constante et permanente.

Or, cette matière froide, épaisse, pituiteuse, phlegmatique, dont les cellules du tissu adipeux sont remplies, et qui se répand d'une manière assez égale et uniforme sur toute l'habitude du corps, doit faire pressentir aisément que les scarifications ne doivent pas produire autant d'efficacité dans la leucophlegmatie que dans l'anasarque, où le caractère des humeurs est décidément aqueux, et où l'enflure se manifeste d'abord dans les extrémités inférieures, et gagne progressivement les supérieures.

Je ne m'arrêterai pas davantage à tracer la ligne de démarcation qui sépare ces deux affections; elles ne paroissent bien identiques qu'aux yeux du peuple médecin; que pourrois-je ajouter de plus lumineux à ce qu'ont avancé, à ce sujet, Hippocrate et Arétée, qui ont exprimé cette différence, avec beaucoup de clarté et de précision? Ces deux grands hommes ont fait connoître, dans leurs écrits, la diversité des causes matérielles de ces deux maladies, qui présentent en apparence quelques traits de similitude.

Il est d'autant plus avantageux de savoir reconnoître cette distinction entre l'anasarque et la leucophlegmatie, que tel mode de traitement qui convient souvent à l'une de ces deux affections, ne sauroit être appliqué à l'autre. Quel est le Praticien qui n'a pas vu guérir la leucophlegmatie d'une jeune personne, par l'usage des fortifians et des toniques combinés avec les martiaux et les incisifs, sans le secours des évacuans; tandis que l'anasarque résiste à ces moyens et réclame l'emploi des purgatifs, des diurétiques, etc.

Si, aux témoignages authentiques de tant d'hommes de l'art, qui militent en faveur des scarifications pour la cure des hydropisies, il falloit ajouter d'autres preuves de la garantie de cette méthode, il me seroit sans doute bien facile de m'étayer de la sanction de bien des Médecins assurément dignes de foi.

Bornons-nous seulement à détacher encore quelques rayons de ce faisceau de lumière.

Bonhius présente de nombreux exemples d'hydropisie radicalement guérie par les mouchetures.

Heister fait mention d'une personne tombée dans l'anasarque, et que les scarifications pratiquées sur les extrémités inférieures rendirent à la santé.

Conper assure avoir opéré la guérison de beaucoup d'hydropiques, en faisant de légères scarifications entre les doigts des pieds.

Van-Swieten et Monro citent aussi bien des observations capables de ramener sur la voie des mouchetures les esprits les plus incrédules.

Le célèbre Prinxstan, Chirurgien, coopéra à dissiper l'anasarque d'un capitaine de vaisseau, en pratiquant les scarifications sur une des jambes.

Dans le traité complet de Chirurgie de Lamotte, se trouve consignée l'observation d'une hydropisie universelle qui ne put disparoître que par l'usage des scarifications tentées sur les cuisses, les jambes et le scrotum. La quantité d'eau qu'elles laissèrent échapper, pendant trois jours, dissipa totalement les enflures.

Je m'arrête, pour ne pas trop multiplier les faits que je pourrois encore étendre, et puiser dans les savans écrits des Quarin, des Stoll, des Slevogt, des Col de Villars, des Guenault, dont les suffrages doivent être d'un grand poids aux yeux des Praticiens.

CHAPITRE XIV.

*Des avantages des scarifications pour préve-
nir les métastases qui se font soudainement
sur la tête ou sur la poitrine.*

Outre les avantages que procurent les
mouchetures, dans les espèces d'hydropisie
que j'ai déjà fait connoître, elles s'opposent
pour l'ordinaire aux métastases subites qui
se font sur le cerveau et sur la poitrine.
Je n'ai été que trop souvent le triste
témoin de ces événemens malheureux.

C'est dans les hôpitaux que se passent et se
renouvellent communément ces scènes tragi-
ques. Là, j'ai vu, pendant près de vingt ans,
sur-tout dans les mois d'octobre et de novembre, s'opérer brusquement de pareilles métastases. Là, j'ai vu, les derniers mois de l'an
1791, qui furent très-humides et très-pluvieux,
périr subitement plus de vingt-cinq hydropiques par le déplacement des eaux, qui firent
une irruption soudaine, tantôt sur le cerveau,
tantôt sur la poitrine.

Peut-être qu'ils auroient évité ces coups funestes, s'ils n'avoient pas refusé constamment de se soumettre aux mouchetures, tant on les avoit pénétrés de cette idée fâcheuse de gangrène, que des détracteurs outrés de cette méthode leur représentoient comme inévitable.

Il n'est aucun Médecin qui ne sache que ces amas d'eau ne dépendent pas toujours d'un relâchement total ou de l'atonie des vaisseaux. Ils proviennent d'autrefois, au contraire, du resserrement ou de la structure intérieure, par les efforts de laquelle les humeurs sont portées vers les lieux où elles s'accumulent. N'est-il pas en effet des révolutions critiques dans les hydropisies les plus considérables, qui semblent, au premier coup-d'œil, les plus passives et les moins soumises à la direction des forces sensitives et motrices.

Bordeu a vu des hydropisies du tissu cellulaire disparoître subitement et être poussées comme un torrent vers la poitrine. Il en a vu aussi une universelle disparoître tout d'un coup, et porter du côté de la téte par une vraie attaque d'épilepsie qui dissipa le gonflement.

L'observation suivante est une nouvelle preuve de ces sortes de métastases.

Au mois de décembre de l'an 1791 , je fus appelé à Celleneuve pour secourir une jeune femme hydropique , qui fut frappée mortellement d'apoplexie par une suite du prompt déplacement des eaux.

J'ai publié dans le Journal de Médecine de Montpellier, tom. II, an. 1792 , l'histoire d'une hydropisie ascito-anasarque qui , après avoir fait métastase sur le cerveau , se termina cependant fort heureusement. Cet exemple ne s'effacera jamais de ma mémoire.

Stoll , dont les ouvrages ne sauroient être trop médités , recommande aussi les scarifications , pour prévenir de pareilles métastases sur le cerveau. Je ne puis me défendre de transcrire ici le paragraphe qu'il a inséré à ce sujet, dans ses dissertations sur les maladies chroniques, tom. II.

pag. 188. « *ejusmodi metastases serosae , in*
» *hydropicis saepe subitae mortis causa sunt.*
» *Contingit hoc , quando tumores aliarum*
» *partium v. g. abdominis, scroti , pedum ,*
» *in quibus aquae collectae sunt, decrescunt*
» *aut penitus disparent. Incipiunt tum con-*
» *queri levem dolorem capitis, mox incidunt*
» *in soporem, ex hoc, in apoplexiam , quae*
» *vitae et morbo finem imponit. Ad hanc*
» *metastasim praecavendam optime conducit*
» *situs ægri erectus , insessio ad sellas ,*
» *obambulatio , evitatio situs horizontalis vel*
» *supini : praeter reliqua remedia antihy-*
» *dropica, etiam scarificatio ad malleolos facta*
» *sed exigua , ne subita depletio aquarum*
» *ægrum ex keneangeâ perire faciat : forte*
» *si unquam bonum effectum praestaret cucu-*
» *pha ex vesicante raso capiti applicata ,*
» *ut serum stagnans vi cantharidum resol-*
» *vente incidente et stimulante denuo in*
» *circulum ageretur.* »

Si l'on a observé que l'hydropisie qui
menace la poitrine , s'affoiblit , quand les
extrémités inférieures se gorgent considérablement , de même on doit avoir remarqué que la poitrine s'embarrasse davantage ,

lorsque les enflures des extrémités inférieures diminuent , s'il ne survient pas des
évacuations spontanées ou déterminées par
l'art.

Il arrive quelquefois que les enflures des
extrémités disparoissent brusquement , et
qu'elles se portent avec tant de rapidité à
la poïtrine , que j'en ai vu résulter une
grande gêne de la respiration (1) , et même
une mort subite.

Il suffira d'en rapporter un seul exemple.

---

(1) Outre les secours propres à opérer des mouvemens de révulsion, il en est un sans contredit qui
aide puissamment à parvenir à ce but; il consiste à
faire sortir promptement le malade du lit et à le
placer sur une chaise , les jambes pendantes , afin
d'attirer les eaux sur les extrémités inférieures. Stoll,
dont les expressions viennent souvent se ranger sous
ma plume, s'écrie à ce sujet : *inde est , quod , in
hydropis card , ubi primo major respirandi difficultas
supervenit statim è lecto inviti etiam eximantur , et in
sella sedendo pedibus inferiora versus propendentibus
aquarum impetus in illos crescat et partes viscera quœ
nobiliora inde liberentur.* De morb. chronici. tom. III
pag. 175.

M. Balleri , brasseur de bière , âgé
de 43 ans , d'une constitution forte et robuste , et chargé d'un ventre très-phisco-
nieux , étoit sujet depuis quelque temps à
des enflures des jambes dont il ne s'occu-
poit même pas , quoiqu'elles fussent très-
considérables. La vie molle et sédentaire
qu'il menoit et la manière de se nourrir ,
ne contribuoient pas peu à augmenter cet
engorgement. Il éprouva un jour , à son
reveil, une si grande difficulté de respirer ,
qu'il paroissoit à chaque instant sur le
point d'étouffer.

Appelé à cinq heures du matin pour
le secourir, je fus étonné des mouvemens
précipités de sa respiration qui ne lui permettoit point de s'expliquer; cet accident
avoit éclaté brusquement par la disparition
subite des enflures et la suppression des
urines.

Ne pouvant attribuer ce phénomène qu'à une
métastase de l'humeur séreuse et même goutteuse à laquelle il étoit sujet, sur les poumons,
nous prescrivîmes de suite, de concert avec
mon ami Pétiot qui fut appelé en consulta-

tion, les remèdes les plus propres à rappeler le cours des urines, et à déplacer
ainsi de la poitrine l'humeur qui avoit si
brusquement abandonné les extrémités inférieures. Ce fut envain que nous tentâmes
toutes sortes de moyens, pendant six heures
que dura cette violente maladie. Il expira
dans les angoisses d'une respiration singul-
tueuse et raleuse.

Dans les cas de métastase sur le cerveau,
on peut tirer le plus grand avantage de
l'application des vésicatoires sur la tête,
mais seulement après les avoir placés aux
extrémités inférieures. Car ces égouts destinés à opérer une dérivation salutaire des
humeurs, ne sont sûrement bien indiqués,
que lorsqu'on a déjà déterminé la révulsion.
Il est des cas sans contredit, ainsi que je
l'ai écrit ailleurs et observé plus d'une fois,
que les vésicatoires et les synapismes qui
dérivent les humeurs de la tête, sont sans
contredit de puissans secours qu'on a mis
en pratique avec le plus grand succès dans
certaines occurences; mais, en général, les
vésicatoires locaux, attirant et fixant l'humeur
sur l'organe déjà affecté, tendent à aggraver
quelquefois le mal.

CHAPITRE XV.

*De l'utilité des scarifications dans l'œdème
des poumons et l'hydropisie de poitrine.*

Quoique la pratique des scarifications ne
soit pas suivie d'un succès aussi constant
dans l'œdème des poumons et l'hydropisie
de poitrine, que dans l'anasarque et même
la leucophlegmatie, on ne doit pas cependant la négliger, ne fut ce même qu'à titre
de palliatif. Car elles servent du moins à
prolonger l'existence, si elles ne peuvent
pas opérer la cure radicale. C'est avec assez
de fruit que je les ai tentées sur quelques
individus frappés de cette affection, dans
le temps que la respiration étoit très-péni-
ble et très-laborieuse.

Entre autres cas, je citerai l'exemple
d'une vieille femme sujette à des attaques
d'asthme, qui donnèrent lieu à une œdème
des poumons bien caractérisé par la toux,
la difficulté de respirer, la rareté des urines hautes en couleur et sédimenteuses,
le coup-d'œil cachectique, le pouls mou et

ondoyant , par l'enflure des bras et des mains , et des extrémités inférieures.

Les scarifications, pratiquées sur les différentes parties, la soulagèrent si sensiblement, que je les répétois, toutes les fois que les enflures devenoient trop considérables , et que la respiration étoit courte et difficile.

Ce simple procédé , joint aux remédes diurétiques et apéritifs combinés avec des purgatifs toniques , la délivra de cette maladie qu'elle traînoit depuis plus de trois mois. Mais trois ans après elle y succomba, malgré les scarifications et tous les secours de l'art.

Quand même les mouchetures ne tendroient qu'à prolonger la vie , ne devroit-on pas donc se faire un devoir de les employer?

On ne doit pas hésiter un instant , si le péril est imminent.

Willis rapporte l'histoire d'un homme que l'on fit vivre encore quelque temps , en lui perçant la peau avec une épingle.

Le Professeur Sabatier, enlevé trop tôt à l'Université de Médecine, donnoit, depuis long-temps, des soins à un anglais hydropique qui sembloit toucher à sa fin. Il prolongea ses jours par les scarifications que M. Bourquenod, Chirurgien de mérite, fit sous ses yeux.

Combien de fois n'ai-je pas été à portée de les essayer seulement, à titre de moyen auxiliaire ou palliatif? Le cas que je vais décrire en fournit une preuve.

Vers le milieu du mois d'octobre de l'an 1789 *v. s.*, il entra à l'hôpital une femme dont le corps étoit tout enflé ; elle avoit la respiration courte et entrecoupée. Cette hydropisie étoit la suite des fièvres quartes qu'elle traînoit depuis trois mois. Lasse de lutter inutilement contre tous les remèdes que lui avoient prescrits les Médecins de la Charité, elle crut trouver plus de ressources à l'hôtel-Dieu, mais elle étoit dans un tel degré d'épuisement que sa fin me paroissoit très-prochaine.

Quelques jours après son entrée, les

forces s'étant un peu relevées, je me décidai à faire des mouchetures en très-petit nombre, à la vérité, près des genoux, afin de prévenir la métastase qui menaçoit la poitrine. Elles produisirent un effet si avantageux, que la respiration devint plus libre et que les enflures diminuèrent considérablement. Elle se trouva mieux pendant près de six semaines : peut-être même serois-je parvenu à obtenir plus que de soulagement, si l'état de ses forces, qui étoient extrêmement énervées, avoit pu lui permettre de quitter le lit où elle resta comme clouée, tout le temps que je la soignai ?

Quoique les mouchetures, ainsi que la paracentèse, ne corrigent point l'état morbifique des humeurs et des viscères qui ont donné lieu à l'hydropisie, on voit cependant qu'il est des cas où elles diminuent la gravité des symptômes, et qu'elles procurent le plus grand soulagement. Cette espèce de déplétion favorise l'effet des remèdes proprement dits.

CHAPITRE XVI.

De l'utilité des scarifications dans l'hydrocèle externe.

L'observation atteste encore que les scarifications ne sont pas moins utiles dans l'hydrocèle externe, qui est souvent accompagnée d'une grande enflure à la verge, laquelle est déterminée par l'infiltration du tissu cellulaire placé sous la peau de cette partie. Les bourses acquièrent quelquefois une grosseur si prodigieuse, qu'elles ressemblent à la tête d'un enfant.

Les mouchetures, faites alors à chaque côté du raphé et du pénil, dissipent facilement l'hydrocèle, sur-tout quand elle n'est point la suite de l'anasarque ou de l'ascite. On donne même par-là un libre passage aux urines; négliger cette opération, ce seroit encourir le risque de procurer des sinus, des fistules rebelles et des ulcères opiniâtres. Les hôpitaux m'ont fourni bien des fois l'occasion de tenter ce moyen, qui a été rarement infructueux.

CHAPITRE XVII.

*De l'utilité des scarifications dans l'infiltra-
tion du pénis et le phimosis.*

On ne doit donc pas manquer de pratiquer les mouchetures dans cette maladie
du pénis, qui est connue sous le nom de
phimosis, soit qu'il soit vénérien, soit qu'il
ne le soit point, lorsqu'il persiste après l'inflammation ou qu'il lui succède (1). La
tuméfaction œdémateuse qui en résulte,
rétrécit tellement l'ouverture du méat urinaire, que les urines qui en découlent, n'en

---

(1) Comme il arrive quelquefois que ces parties sont
érysipélateuses, il faut différer alors les mouchetures,
jusqu'à ce que l'inflammation se soit dissipée, afin
d'éviter la mortification qui en seroit la suite.

Il convient, après l'opération, de fomenter les
bourses avec l'eau seconde de chaux et le vin, ou
avec la décoction de quinquina; mais il est à propos
de couvrir auparavant les mouchetures de l'emplâtre
de Nuremberg, criblé de petits trous, pour que les
eaux puissent s'écouler.

6

sortent qu'avec la plus grande difficulté, qu'elles ne s'échappent que goutte à goutte, et qu'elles s'épanchent dans le tissu cellulaire. La peau en devient boursouflée, tendue, luisante et blanchâtre. En pressant la tumeur, elle s'affaisse sous les doigts, et se relève sitôt après la pression.

Ce n'est, pas sans fondement, que la plupart des Praticiens attribuent cet accident à l'abus des émolliens et des relâchans, dont on se sert trop familièrement, et pendant long-temps, dans les phimosis qui dépendent du virus syphilitique.

Il est certain que ces moyens, trop long-temps continués, impriment à la longue une débilité aux différens tissus qui composent le prépuce.

Dans ce cas, on est obligé de recourir, avant d'en venir aux scarifications, aux toniques, aux stimulans et aux autres secours propres à réveiller l'énergie et à rétablir le ressort de ces organes (1).

____

(1) Parmi les topiques les plus capables de ranimer l'action languissante de ces parties et de raviver la

Lorsque cette affection résiste à tous les moyens généraux diversement combinés et opportunément administrés, il est nécessaire alors de faire de simples mouchetures; elles sont d'une ressource si puissante, qu'elles triomphent là où les autres remèdes ont échoué.

Il est prudent de ne pas différer davantage de recourir à cette opération, afin de favoriser de plus en plus l'action des autres moyens curatifs, qui sera moins troublée,

---

force absorbante, il n'en est pas de plus énergique que le cataplasme de fleurs de sureau et de camomille, légèrement bouillies dans le gros vin rouge, et arrosé ensuite avec un peu d'eau-de-vie simple ou camphrée.

M. Estor et moi en avons constamment obtenu, chez plusieurs sujets atteints d'hydrocèle, des succès complets.

Mais il est bon de noter qu'il ne faut pas trop insister sur l'application de ce cataplasme, chez les sujets nerveux, sensibles et irritables, par la raison que nous en avons vu résulter un pissement de sang qui cède alors aux simples adoucissans.

dès qu'on aura enlevé le poids incommode dont les membres sont accablés.

Ce simple procédé présente le grand avantage de ranimer la vitalité des parties, et de déloger en même-temps le fluide aqueux qui distendoit trop les cellules du tissu adipeux, et ralentissoit conséquemment les mouvemens oscillatoires si nécessaires pour favoriser le mécanisme de l'absorption, dont l'action se répète sympathiquement sur-tout le système entier, lorsque l'infiltration est universelle.

Il est bon d'ajouter, encore ici, que les mouchetures sont d'autant plus nécessaires, que le fluide aqueux infiltré et extravasé ne peut point reprendre son cours naturel et rentrer dans le torrent de la circulation, tant le système lymphatique est distendu et débilité.

Car on sait que le haut degré d'inertie et d'atonie, que les eaux qui séjournent dans les mailles du corps graisseux, impriment aux organes qu'elles détendent et inondent, leur fait perdre leur élasticité,

leur force, leur énergie, et rend presque
inefficace l'action de tous les remèdes.

Ainsi le stimulus qu'impriment les mouchetures, excite, réveille le ton des lymphatiques, dont les suçoirs très-déliés occu-
pent toutes les surfaces. Ces vaisseaux qui
prennent naissance de toutes les surfaces
intérieures et de toute la superficie du
corps, reprennent, par cette excitation et
par la force de l'attraction qui leur a été
rendue, une portion plus ou moins considérable de l'humeur séreuse infiltrée ou
épanchée.

CHAPITRE XVIII.

*Des avantages des scarifications dans les
distensions excessives des membres, pour
prévenir la gangrène qui en résulte quelquefois.*

Enfin, dans les distensions excessives des
membres, les mouchetures, en débridant, en
beaucoup d'endroits, cette partie de la peau,
ne peuvent que détruire le spasme général,

soit interne, soit externe, qui s'oppose à
l'issue des eaux, et procurent par conséquent
la diminution des enflures.

Il arrive même d'autrefois que l'excessive
distension des membres peut bien déterminer la gangrène et le sphacèle, qui
enlèvent promptement le malade.

Quelques cas semblables se sont présentés non-seulement dans les hôpitaux, mais
encore dans ma pratique particulière.

M. Laborie aîné, qui a hérité des talens
de son glorieux père, a été le témoin d'un
événement de cette sorte.

On ne peut obvier à ce fâcheux accident,
que par l'usage des mouchetures que j'ai
pratiquées également avec succès dans
cette espèce d'hydropisie.

L'observation suivante vient aussi à l'appui de la réussite de cette méthode, elle
m'a été encore communiquée par M. Estor,
qui a fait souvent l'heureuse application
des mouchetures dans les hydropisies de
diverse nature.

Ce Chirurgien fut appelé au mois de juin de 1790, pour donner ses soins à la femme du nommé Creissen, fabricant, laquelle étoit âgée de 28 ans, enceinte de huit mois, et atteinte, depuis quelque temps, d'une hydropisie anasarque. Elle ne sentoit pas les mouvemens de l'enfant ; elle avoit la fièvre, et se plaignoit de vives douleurs aux grandes lèvres et aux cuisses, déjà souillées de quelques taches de gangrène.

M. Estor, éclairé par sa propre expérience de l'utilité des scarifications dans des conjonctures pareilles, s'empressa de les pratiquer sur les parties tuméfiées. Elles procurèrent une grande évacuation, relâchèrent en conséquence l'étranglement des organes, et soulagèrent sensiblement la malade. Il les répéta le sur-lendemain, et elles opérèrent un effet étonnant. La gangrène s'arrêta par l'effet des premières scarifications.

Quoique ce praticien prit la sage précaution de n'employer que de doux diurétiques et de légers apéritifs, par rapport à l'état de grossesse, cette femme accoucha cependant, au terme ordinaire, d'un enfant mort, et elle ne tarda pas à recouvrer la santé.

CHAPITRE XIX.

De l'utilité des scarifications dans l'hydromphale.

C'est encore dans l'hydromphale ou tumeur aqueuse du nombril, que les mouchetures peuvent être d'une grande ressource, lorsque la tumeur est trop considérable, que les tégumens sont si distendus qu'ils semblent prêts à se déchirer.

Les scarifications ne sont encore, dans ce cas, qu'une fidèle imitation de la nature, qui distend quelquefois les tégumens, au point qu'ils s'entr'ouvrent et se déchirent, d'où résulte un écoulement qui peut tarir toute l'eau de la cavité de l'abdomen.

J'ai été témoin de deux phénomènes semblables qui se passèrent à l'hôpital. La tumeur que formoit le nombril d'une femme hydropique, étoit si prominente, si prodigieuse et si douloureuse, qu'elle me demandoit, à chaque visite, de la lui faire ouvrir. Au moment que j'allois céder à ses sollicitations, puisque je me disposois à pratiquer de légères mouchetures sur cette partie, la nature pratiqua elle-même cette opération. Car la tumeur se fendit et s'entr'ouvrit, et de cette ouverture spontanée s'échappa une partie de l'eau qui étoit même épanchée dans le bas-ventre ; quelques remèdes achevèrent de terminer la cure de cette hydropisie ascito-anasarque.

Il est des observations bien authentiques qui prouvent que des hydropiques ont été parfaitement guéris par la rupture de l'ombilic, ou la crevasse de cette poche herniaire. Le fait rapporté par Duverney le jeune et par Chomel, dans les mémoires de l'académie des sciences de Paris, en 1702, pag. 285, et en 1728, pag. 583, atteste cette vérité, qui est également exprimée par Pringle, dans les essais de médecine d'Édimbourg, tom. III.

On lit aussi, dans les écrits de Sckenckius, Forestus et Méad, des observations qui ne permettent pas de douter que la rupture de l'ombilic n'ait eu lieu quelquefois, et que des ascitiques n'aient été guéris par ce moyen naturel.

Ne peut-on pas même penser qu'un accident de cette sorte aura probablement donné l'idée de la paracentèse? Car tous les efforts de l'art sont une imitation de ceux de la nature.

CHAPITRE XX.

De l'utilité des scarifications dans l'hydrocéphale externe.

Il est de fait que les scarifications peuvent opérer quelque bien dans l'hydrocéphale externe, qui est la seule espéce d'hydropisie de la tête que Celse paroissoit connoître, et qui attaque particuliérement les enfans. Ce moyen sert à aider l'action des remèdes intérieurs que réclame cette cruelle maladie (1), qui déjoue presque tous

(1) On peut consulter avec fruit, à ce sujet, une excellente dissertation remplie de vues lumineuses; elle est insérée dans un ouvrage auquel on a fait la

les secours de l'art, lorsqu'elle attaque les ventricules du cerveau, ou que l'eau est épanchée dans la cavité du crâne.

Disons encore que l'effet des mouchetures ne se borne pas à dégager peu à peu les mailles du tissu cellulaire de la surcharge aqueuse qui le distend et le boursoufle, mais qu'il s'étend encore sur le système urinaire, dont il relève l'action et provoque une évacuation considérable d'urine.

Car, il est évident que le stimulus déterminé

---

plus grand accueil, et qui porte pour titre : *Historia morborum qui, annis 1699, 1700, 1701, constiluerce grassati sunt.*

La description fidèle qu'en ont faite Robert Whit, Fothergill, Watson, Odier, Pejety, Ludwig, Baldinger, Tissot, répand le plus grand jour sur le caractère de cette affection, et le mode de traitement qu'il faut employer.

On trouve aussi dans le grand ouvrage de Morgagni, *de sed. et caus. morborum, epist. anat. med.* XVII, et dans la dissertation de Camper, des préceptes pleins de sagesse et des faits discutés avec sagacité.

par les mouchetures , restitue au tissu muqueux un certain degré d'activité et d'énergie, qui se réfléchit par l'irritation sympathique sur le système général , et notamment sur le lymphatique (1) , qu'il en doit réveiller la force absorbante et exciter une plus grande excrétion de cette humeur.

L'écoulement abondant des urines qui a lieu quelques jours, après la manœuvre des mouchetures, semble prouver que la chose doit se passer de la sorte.

En répétant ces expériences , il est aisé de se convaincre de cette vérité. J'ai vu , plus d'une fois , des hydropiques qui ne rendoient , dans vingt - quatre heures , que quelques onces d'urine, en verser des livres entières après ce simple procédé , qui favorise aussi infiniment l'action des diurétiques.

---

(1) Les nombreuses expériences que j'ai été souvent à portée de répéter , m'ont prouvé que l'irritation, produite par les mouchetures, établit comme un nouveau centre de fluxion , et que tous les vaisseaux lymphatiques semblent s'agiter d'un mouvement dont la tendance est dirigée vers l'endroit de la piqûre.

On voit donc que ce phénomène tient à la sympathie qui règne entre la peau, le tissu cellulaire, et les organes secrétoires et excrétoires de l'urine.

Que les hommes de l'art qui décrient et rejettent les scarifications, sous le prétexte de l'apparition de la gangrène, dont on peut pourtant se rendre maître, et qui est même quelquefois avantageuse, fassent encore de nouvelles expériences. Les succès qu'ils en retireront leur feront alors tenir un autre langage, et les rameneront à cette antique et précieuse simplicité de méthode.

On doit finalement se décider à faire les scarifications, quand la nature qui ne fait pour l'ordinaire rien, sans avoir les vues les plus sages, semble elle-même nous conduire à cette pratique, en excitant ces petites phlictènes ou vessies, ou en traçant de petits sillons ou fentes qui se montrent sur certaines parties, et notamment sur les extrémités inférieures.

On doit en un mot y recourir quand l'enflure des cuisses ou des jambes est si considérable, que la peau en est très-amincie , qu'elle est fine , luisante et que le membre est boursouflé , au point de faire appréhender la rupture des tégumens ou la gangrène.

On doit enfin mettre en pratique les mouchetures, quand la respiration devient pénible, précipitée , laborieuse, quand les urines ne coulent presque point , et qu'il y a lieu de craindre quelque métastase sur la poitrine ou sur le cerveau, annoncée par l'assoupissement et la rareté des urines.

CHAPITRE XXI.

Des principales parties du corps où l'on doit pratiquer de préférence les scarifications , et de celles où l'on doit éviter de les faire.

Quoiqu'on puisse faire ces légères scarifi-cations sur les différentes parties tuméfiées, telles que les bras , le dos des mains , les cuisses , les jambes , les malléoles , le col du pied , le scrotum , le pénis et les grandes lèvres (1), on doit cependant se borner, dans le plus grand nombre de cas, à les pratiquer sur la partie interne et inférieure des cuisses ou près des genoux. Elles sont alors moins susceptibles de déterminer une rougeur érysipélateuse et de produire enfin la gangrène, qui est quelquefois la suite de cette efflorescence.

Il faut donc bien prendre garde de ne jamais tenter cette simple opération sur les endroits qui montrent déjà quelque tendance à l'érysipèle : car j'ai eu occasion de voir quelquefois, dans les différens hospices confiés à mes soins, l'érysipèle succéder à l'anasarque et participer même du caractère phlegmoneux. Cet érysipèle est alors très-dangereux, et emporte bientôt le malade. J'ai vu périr quelques soldats à la suite de ce fâcheux accident. A coup sûr l'on

---

(1) Si dans l'anasarque l'œdème fait plus de progrès dans ces parties, c'est que le tissu cellulaire y est plus lâche, plus foible et plus susceptible de perdre de son ton et de son énergie, et que l'action organique des vaisseaux lymphatiques se trouve extrêmement affoiblie.

augmenteroit l'inflammation, et l'on couroit le risque de développer des points ou taches livides, noirâtres, gangréneuses, qui sont le résultat de ce procédé employé mal à propos.

Aussi est-il toujours plus prudent et plus sage de faire les mouchetures aux cuisses, près des genoux ? C'est, au reste, l'opinion générale des écrivains les plus célèbres et des Praticiens les plus instruits.

Bosquillon, à qui nous devons une excellente traduction de la médecine-pratique de Cullen, qu'il a enrichie des notes judicieuses et très-utiles, recommande expressément de les faire plutôt aux cuisses qu'aux jambes.

Un des hommes qui illustrent le plus notre école de médecine, et dont le nom est si cher au monde savant, le Professeur Baumes, conseille également de les faire à côté des genoux, et à la partie inférieure des cuisses. Il ne cesse de recommander cette pratique à ses nombreux disciples, dans ses belles préleçons de pathologie, dont nous désirons ardemment l'impression.

C'est, en les pratiquant de préférence sur ces parties, que j'ai évité les inconvéniens qu'on attribue trop généralement à cette méthode.

Les scarifications seront moins susceptibles d'entraîner ces désavantages, si on les fait à une certaine distance l'une de l'autre, et si on ne les multiplie pas trop. En se comportant de la sorte, on ne détermine pas un trop grand écoulement qui pourroit être très-préjudiciable, par la raison qu'il énerveroit les forces déjà très-abattues, et jeteroit le malade dans un affoiblissement trop considérable. J'ai été à portée de voir quelquefois de pareils phénomènes, venir à la suite de cette méthode mal entendue.

Il suffit d'ouvrir quelques mailles du tissu adipeux, pour être assuré du succès de la manœuvre. J'ai vu souvent un simple suintement produire plus d'effet, et un effet plus constant et plus durable, qu'un écoulement trop abondant et trop promptement établi.

D'ailleurs, depuis que les travaux des

célèbres Meckel , Monro , Hunter , Lewson , Cruikshank , Mascagni , Soemmering , Desgenettes , etc. ont répandu le plus grand jour sur l'anatomie des vaisseaux lymphatiques , tout le monde sait aujourd'hui que ces vaisseaux viennent s'ouvrir en très-grand nombre à la surface de la peau , et qu'il y a une étroite et intime connexion entre ceux qui arrosent les organes intérieurs , et ceux qui se distribuent à l'extérieur. Car les Anatomistes modernes sont parvenus à découvrir deux ordres de vaisseaux lymphatiques, les uns superficiels et les autres profonds, qui communiquent entr'eux. Parmi les premiers Anatomistes qui ont reconnu cet ordre de vaisseaux absorbans , est Rudbeck. Willis les a aussi démontrés par des dissections et des expériences.

On sent donc que quelques cellules ouvertes suffisent pour donner issue aux eaux qui infiltrent les loges de la membrane graisseuse , et qui sont épanchées dans quelque cavité.

CHAPITRE XXII.

De l'influence des constitutions des temps et des saisons, sur les effets des scarifications.

Quiconque a été à portée de suivre les effets des scarifications, doit s'être convaincu que leur succès n'est pas aussi constant et aussi soutenu dans toutes les saisons. Cette différence ne peut sans doute être attribuée qu'aux variations et vicissitudes de l'atmosphère, qu'amène la nature de la constitution de la saison, laquelle influe puissamment sur la manière d'être de la maladie, qui subit alors des changemens étonnans.

On doit donc éviter de faire les mouchetures, durant une constitution de temps humide, brumeuse et pluvieuse, parce qu'elle aggrave davantage la maladie, et développe bien sensiblement la diathèse hydropique. Aussi observe-t-on alors que les hydropiques, chez lesquels la transpiration

est bien moindre, absorbent l'eau atmosphé-
rique avec plus de force ? Car , durant cette
constitution de temps, la force de succion
ou d'inhalation est quelquefois si augmentée,
qu'elle produit des hydropisies , ainsi que
l'a vu De Haën, ou des diabètes comme l'a
également observé Kratzenstein.

La température de l'atmosphère a en effet
tant d'influence sur les hydropisies , et
notamment sur l'ascito-anasarque , que j'ai
vu souvent le ventre acquérir un volume
très-considérable , lorsque la constitution
boréale étoit remplacée subitement par
l'humide et l'australe , sur-tout quand elle
se soutenoit pendant quelque temps.
Delà vient qu'on voit les hydropiques
enfler ou diminuer de volume , à mesure
que le mercure monte ou baisse dans le
baromètre. L'inhalation de l'eau , dont est
surchargée alors l'atmosphère , rend les
humeurs plus aqueuses , les vaisseaux plus
lâches , et produit la dominance des systèmes
cellulaires , glanduleux et lymphatiques (1),

____

(1) Le système lymphatique est tellement lié au
système cellulaire , que c'est dans ce même tissu qui

qui sont très-étroitement liés ensemble, et
occasionne par conséquent l'augmentation

---

semble être l'origine principale des vaisseaux lymphatiques, s'il n'en est pas la source unique, et qui est
regardé avec juste raison comme le réservoir où sont
épanchés les sucs nutritifs, graisseux et lymphatiques,
que l'extrémité flottante de ces vaisseaux absorbans
vient pomper les liqueurs superfines, pour les porter
dans le torrent de la circulation ou à l'extérieur.

C'est aux travaux de deux grands hommes qui ont
fait époque dans l'école de Montpellier ; c'est aux
travaux des célèbres Bordeu, Fouquet, qui ont les
premiers découvert ces routes inconnues et secrètes,
justement supposées par le Père de la Médecine, et
pressenties par Roderic à Castro, que nous devons la
connoissance de toute l'action du tissu cellulaire, que
les disciples d'Harvei et de Bellini regardoient comme
un corps passif qui ne servoit qu'à soutenir les vaisseaux.

On sait aujourd'hui que les expériences de ces
deux illustres Médecins ont prouvé jusqu'à l'évidence,
qu'outre les vaisseaux sanguins et lymphatiques, le
corps cribleux, semblable à une éponge dans laquelle se
trouvent implantés tous les solides, livre aux différentes
humeurs un passage facile d'une partie à une autre.

C'est donc aux Médecins de l'école de Montpellier

des enflures. C'est particulièrement durant le mois de brumaire et de frimaire, qui sont pour l'ordinaire humides et pluvieux, que j'ai eu occasion d'observer ce phénomène.

Il n'est, sans contredit, aucun praticien bien occupé qui n'ait été dans le cas de faire cette remarque.

Bacher, à qui nous devons un traité sur l'hydropisie, assure avoir fait la même observation.

Berryat, en parlant de l'inhalation (1),

---

qu'appartient incontestablement la gloire d'avoir fait sentir les premiers toute l'importance du système nutritif, dont le tissu cellulaire forme une partie considérable.

(1) S'il étoit nécessaire de citer encore d'autres faits pour prouver l'absorption de l'humidité de l'atmosphère, je rappellerai en témoignage les expériences de De Haën, de Home et de Fontana.

De Haën qui voyoit que la privation de la boisson n'empêchoit pas l'augmentation des enflures, ne balança pas d'assurer qu'on ne pouvoit expliquer ce

dit qu'une femme hydropique, dont il avoit fait mesurer la circonférence prodigieuse du ventre, perdoit quelquefois l'excédent de la mesure ; mais qu'elle la remplissoit entièrement quand on étoit menacé de la pluie. Cela, ajoute-t-il, s'accordoit tellement avec mon baromètre, que je prévenois le mari sur le changement que je devois trouver, sans m'être jamais trompé.

Micheleti, dans une lettre à son ami, rapporte un exemple à peu près analogue.

On lit aussi dans les mémoires de l'académie des sciences, tom. II, pag 452, des observations semblables.

---

fait, qu'en admettant une absorption de l'humidité de l'atmosphère par la surface du corps.

Tout le monde connoît l'expérience de Home, qui s'est trouvé plus pesant à la balance le matin, qu'il ne l'étoit le soir précédent en se couchant, quoiqu'il eût transpiré toute la nuit et qu'il n'eût pris aucun aliment.

On sait encore que l'abbé Fontana, après s'être promené quelques heures par un temps humide et en plein air, se trouva plus pesant à la balance de quelques onces, qu'il ne l'étoit auparavant.

S'il est dangereux de pratiquer les mouchetures, durant les temps humides, froids et pluvieux, il ne l'est pas moins de les tenter, durant les constitutions chaudes et humides, qui disposent les plaies et les ulcères à la dégénération gangréneuse.

Ce seroit encourir un grand risque, que de les mettre alors en pratique, sur-tout dans les hôpitaux où les malades sont en très-grand nombre, parce qu'il est d'observation constante que, tant que l'atmosphère est chaude et humide, toutes les plaies et ulcères passent aisément à l'état gangréneux et d'une manière très-rapide.

Il n'est aucun Médecin ou Chirurgien, attaché au service des hôpitaux, qui n'ait été à portée de faire cette triste et fâcheuse remarque. On sait combien il est difficile alors de fixer la gangrène, et ce n'est qu'à force de soins, de peine et de remèdes éminemment anti-septiques, administrés tant à l'intérieur qu'à l'extérieur, qu'on peut venir quelquefois à bout de la dompter ; il est démontré qu'on ne peut y parvenir même, que quand le vent du nord,

le temps sec, succède à l'air chaud et humide (1).

Qui est-ce qui n'a pas observé que l'hydropisie, qui se déclare brusquement dans
des temps humides et brumeux, disparoît
au changement de cette constitution, et
cède plus aisément aux remèdes administrés
durant une température froide et sèche,
qui restitue au système absorbant sa force,
son action et son énergie presque naturelle?
J'ai donné mes soins à des hommes qui,
obligés de voyager pendant la nuit, par un
temps nébuleux et humide, dans des lieux bas
et marécageux, devinrent tout-à-coup hydropiques, et ne purent être délivrés de
cette maladie, malgré l'emploi sagement
dirigé des évacuans, des apéritifs, des sudorifiques et des toniques, que lorsque la
constitution de l'air devenoit sèche et
boréale.

Si la plupart des Médecins n'ont pas reti-

----

(1) Voyez mon travail sur l'influence des constitutions des saisons sur les maladies en général.

ré de la pratique des scarifications , les avantages que j'ai présentés , c'est qu'ils les tentoient indistinctement , en tout temps , chez toute sorte de sujets , dans toutes les parties du corps et d'une manière trop profonde.

Il faut bien se donner de garde de suivre de pareils modèles , quoiqu'en dise Strack , qui recommandoit de faire de profondes ouvertures pour donner issue au fluide aqueux. Cette méthode sanglante qui a porté le plus grand obstacle au succès des scarifications , donne facilement lieu à la gangrène qu'on ne peut arrêter qu'avec peine , et qu'il est même quelquefois impossible de fixer , malgré le secours des plus puissans anti-septiques.

CHAPITRE XXIII.

Des précautions qu'il faut prendre dans la pratique des scarifications.

En pratiquant les scarifications , on doit éviter aussi de les faire à côté des varices qui sont quelquefois disséminées sur la partie œdémateuse. A coup sûr il surviendroit une hémorragie difficile à arrêter, si malheureusement on en ouvroit quelqu'une, sur-tout si le sang étoit dissout et décomposé.

Il faut se contenter de faire simplement avec la pointe de la lancette plusieurs petites mouchetures, et de les réitérer souvent et selon le besoin, parce qu'elles se sèchent vîte et se guérissent promptement.

Mais avant de pratiquer cette opération, dont les suites, je le répète, ne sont pas aussi souvent fâcheuses qu'on le pense, il convient d'y disposer le corps, c'est-à-dire, de débarrasser les premières voies de la surcharge saburale, si elle existe, afin d'éviter les fièvres gastriques que développe quelquefois le stimulus des mouchetures, lequel s'irradie de la peau sur le système épigastrique, dont la corrélation est si connue, ainsi que je m'en suis convaincu plus d'une fois.

Il résulte de ces mouchetures qui ne sont presque pas douloureuses, et qui n'ont pas les inconvéniens des incisions , un écoulement qui a lieu goutte à goutte , et qui n'énerve pas le malade , déjà affoibli par la durée de la maladie , dont les suites, pour être heureuses , exigent encore une certaine somme de forces.

Il est donc de la dernière importance de s'attacher à ne pas déterminer un écoulement trop considérable. On doit toujours se régler, d'après l'âge, les forces , la saison et sur-tout la manière d'être du malade. Malheur au Médecin qui n'auroit pas égard à toutes ces considérations; qu'il se rappelle que, loin d'être utile , il deviendroit nuisible ! Le judicieux Monro en détaille un exemple qui devroit bien servir de règle et inspirer de la circonspection. Le jeune Praticien ne sauroit donc être trop attentif à épier le moment favorable qu'assigne la nature pour la pratique des scarifications. Il faut de la hardiesse , sans témérité. Il n'est de grand secours, que donné dans le moment favorable. Les cures heureuses que j'ai faites, doivent engager tout Médecin, libre de prévention , à en répéter les tentatives.

CHAPITRE XXIV.

De l'utilité des bandages pour modérer l'écoulement trop considérable des eaux que procurent quelquefois les scarifications.

Il arrive quelquefois que, malgré toutes les précautions que l'on porte dans l'opération des mouchetures, pour éviter un écoulement trop considérable, il découle des divers points ouverts, dans un court espace de temps, une quantité d'eau qui acheveroit de ruiner les forces du malade, si on ne se hâtoit de recourir aux moyens propres à en modérer le cours. Il n'est pas de secours plus prompt et plus efficace que l'application des bandages graduellement serrés.

Je pense, avec quelques grands hommes, qui ont toujours pris l'observation pour guide, que c'est un moyen assuré pour ralentir le cours des eaux, et redonner à la fibre une partie de l'élasticité qu'elle avoit perdue.

On se sert donc, dans cette occurrence et avec avantage, de l'application méthodique d'un bandage roulé et médiocrement serré, lequel commence par le pied et finit au genou (1) ; il tend à relever le ton et l'action languissante des vaisseaux lymphatiques, et à prévenir même leur plus grande distension.

Il faut être attentif à serrer graduellement la bande, et à augmenter peu à peu la pression, à mesure que le volume des parties diminue, afin de prévenir une nouvelle accumulation et stagnation des sucs lymphatiques, et donner en même-temps intérieurement des remèdes toniques et ferrugineux.

Boerhaave a bien fait sentir l'utilité des bandages, dont on augmente graduellement la pression. *Enim verò id remedium praestat incredibilia, nec aliis facile impetranda au-*

---

(1) C'est dans le même but que nos pères se servoient de guêtres ou bas de peau de chien lacés et plus ou moins serrés, et qu'ils recommandoient de les porter journellement pendant long-temps.

xiliis, ea tamen lege, ut lente et pergradus sensim aucto quid exhibeat. Consult. p. 51.

Si l'on porte cette grande attention dans l'opération de la paracentèse que l'hydropisie ascite nécessite quelquefois, il n'est pas moins essentiel de la porter dans la pratique des mouchetures, pour mettre à l'abri des foiblesses et des syncopes qui résultent d'un écoulement trop abondant et trop soutenu.

Ce qui a retardé jusqu'à présent le succès des mouchetures, d'où découloit une trop grande abondance de fluide aqueux, c'est qu'on n'avoit pas eu la précaution de se servir des bandes circulaires, qui favorisent extraordinairement la réussite de cette manœuvre, quand les eaux versent avec trop de profusion.

Je dois ici rendre justice à plusieurs Praticiens distingués de cette Ville, qui m'ont avoué, avec franchise, qu'ils auroient pu être plus heureux dans la pratique des scarifications, s'ils avoient eu, à mon exemple, le soin de recourir aux bandages médiocrement serrés.

Il est à remarquer qu'on ne doit pas serrer trop fortement les bandes, parce que, loin de favoriser la guérison de l'hydropisie et de s'opposer à son retour, on en détermineroit la renaissance.

Écoutons, à ce sujet, Slevogt faire mention de deux hommes qui devinrent hydropiques, pour s'être trop serré le bas-ventre avec une large ceinture, dans l'intention de ne pas se rompre les entrailles, dans les différens efforts qu'ils étoient obligés de faire.

L'observation démontre que les bandages des jambes trop fortement serrés, déterminent un engorgement considérable des poumons, et donnent lieu à l'infiltration ou œdéme de cet organe, laquelle peut devenir mortelle.

Combien de fois n'a-t-on pas vu de malades, attaqués d'hydropisie de poitrine, avoir la respiration plus libre, quand les cuisses et les jambes devenoient fort œdémateuses ?

Aussi, dans les hydropisies de poitrine

qui nécessitent les mouchetures des jambes, il faut être très-circonspect sur l'emploi des bandages.

Je remarquerai donc qu'on doit serrer par degré le bandage, à mesure que la tumeur des jambes perd de son volume. On doit principalement prendre cette précaution dans l'anasarque, lors même qu'elle est compliquée d'ascite.

J'ai si bien reconnu l'utilité des bandages, que je ne saurois trop recommander de serrer chaque jour, si les foiblesses se répétent souvent, si les eaux coulent en trop grande abondance, parce que les parties recouvrent par-là leur force naturelle.

Il faut cependant faire attention que la compression peut devenir nuisible, quand l'évacuation séreuse qui se fait par les ouvertures spontanées ou artificielles, n'est pas trop abondante, qu'elle soulage les malades, et qu'il n'y a à craindre ni foiblesse, ni syncope ; c'est alors que la compression deviendroit dangereuse, elle retiendroit les sucs lymphatiques, dont l'écoulement contribue à débarrasser les mailles du tissu adipeux, soit interne, soit externe, des matières qui les infiltrent. L'exemple des hydropiques de poitrine qui ont la respiration plus libre, quand les cuisses ou les jambes sont très-gorgées (1), justifie les inconvéniens de la compression.

____

(1) Il me souvient d'avoir procuré le plus grand soulagement à un homme atteint d'un œdème des poumons ou peut-être d'hydropisie de poitrine, dont la respiration devint très-gênée, après avoir ceint les jambes qui étoient très-enflées, avec des bandes, pour diminuer l'écoulement des eaux qui s'échappoient des mouchetures, en lui faisant prendre des bains de pieds animés avec la poudre de moutarde.

Presque tous les Praticiens qui emploient aujourd'hui très-communément ce moyen, en tirent un grand avantage dans bien de cas.

Il paroît que Lacberkhem est un des premiers qui, en irritant le tissu cellulaire des jambes par des pédiluves sinapisés, a appelé sur les extrémités inférieures l'humeur qui s'étoit jetée sur le poumon.

Ce qui démontre et prouve évidemment que lorsque la fluxion se trouve fixée sur un organe essentiel qui sympathise avec une partie moins noble, on peut déplacer l'humeur fluxionnaire et l'attirer sur cette dernière, en y portant une cause d'irritation. *La sequidens (dit Stoll) universalis in œconomiâ corporis animalis lex obtinet, ut, accedente per artem excitato*

Ce ne seroit donc pas seconder les vues
de la nature, que de comprimer, dans ce
cas, les parties œdémateuses par les bandages.

---

*spasmo, qui prius spasmus aderat, tollatur. Diss. med.
ad morb. chron. tom. 1. pag. 393.*

Cette idée a été empruntée de Vallesius qui avoit
dit : *ubi dolor, ibi tractio.* Les expériences de Haller,
De Haën, Spallanzani ont confirmé aussi cette vérité
pratique. Ces hommes célèbres ont vu les vaisseaux et
le tissu cellulaire, voisins d'une partie irritée, diriger
constamment les humeurs qu'ils contiennent, vers le
centre d'irritation.

Au reste, cette opinion qui n'a été que renou-
velée, appartient au Père de la médecine, qui l'a émise
d'une manière bien claire et bien succincte, en disant :
spasmus spasmum solvit.

C'est dans l'œdème des poumons qu'on a vu réussir cette
méthode, que Tissot a suivie, et dont il a tiré les plus heureux effets. En partant de la considération de toutes les
parties du tissu cellulaire, le célèbre Médecin de Lausane a
guéri sur-tout des œdèmes même goutteux, en faisant des-
cendre aux pieds, par des pédiluves sinapisés, l'humeur
infiltrée dans le poumon, et en administrant ensuite les
toniques et les fortifians, parmi lesquels on doit sur-tout
ranger le quassia amara, le muriate d'ammoniaque et
de fer sublimé ou fleurs martiales ammoniacales,
qu'Albertini a spécialement recommandées dans le traitement de l'œdème des poumons.

Leur application ne présente des avantages, que quand il s'agit de donner de
la fermeté, du ton, à des parties trop relâ-
chées, de diminuer l'écoulement trop considérable des eaux qui s'échappent par les
ouvertures pratiquées par l'art ou par la
nature, et de rétablir le ressort des vaisseaux.

Il suit donc de ces réflexions, étayées de
l'expérience, que l'application des bandages
est d'un grand secours pour combattre
efficacement cet état d'atonie, de laxité,
imprimé à tout le système vasculaire, et
pour favoriser la cohésion des solides.

Interpellons encore le témoignage de
quelques grands hommes, qui ont eu
recours avec succès aux bandages.

Rivière nous a laissé l'exemple d'un hydrocéphale guéri par l'application seule des
bandages.

Fabrice d'Aquapendente nous a transmis
l'observation d'une fille, atteinte d'anasarque,
qui fut entièrement dissipée par un ban-

dage serré et des éponges trempées dans l'eau de chaux.

Boerhaave, qui vante beaucoup ce moyen mécanique, en a obtenu des effets surprenans.

Kinght apprécie tellement les avantages des bandes, qu'il ne put parvenir à guérir radicalement une personne attaquée d'une ascito-anasarque, qui avoit, à la vérité, un peu diminuée par l'administration des purgatifs et des diurétiques, que lorsqu'il eût employé le bandage. Ce ne fut qu'alors que les remèdes commencèrent à produire un effet plus marqué; à mesure que les eaux s'échappoient par les mouchetures, il avoit l'attention de serrer les bandes de plus en plus, et ce mécanisme acheva la guérison.

Enfin, personne n'ignore que le fameux Theden ne soit venu souvent à bout de guérir des hydropisies, des œdèmes, par l'application méthodique des bandages dont il décrit si bien le mode et les avantages. Le bandage de Theden fortifie, en effet, le système vasculaire, en appellant sur lui les forces vitales, et en les dirigeant sur les muscles des extrémités inférieures. Ici l'art ne fait donc qu'imiter la nature qui entretient habituellement le ton des muscles par les bandes aponévrotiques dont elle les a environnés.

C'est par le même mode mécanique, que le célèbre et trop malheureux Desault, enlevé trop tôt à l'art de la chirurgie qu'il auroit sans doute perfectionné davantage, a obtenu la guérison de ces sortes de tumeurs, et qu'il parvint à déprimer les ulcères sarcomateux et débiles, et à les préparer à une bonne et prochaine cicatrice.

Puissent tous ces faits tourner à l'instruction des jeunes praticiens, et au salut de cette portion d'hommes qui luttent contre l'hydropisie!

CHAPITRE XXV.

Des inconvéniens des scarifications et des dangers qu'elles traînent après elles, si on les pratique dans certains cas d'hydropisie.

Après avoir décrit les avantages que peuvent procurer les scarifications non-sanglantes, dans quelques espèces d'hydropisie, après avoir signalé les différens cas où leur application est convenable, il me reste à exposer ceux où elles ne peuvent être d'aucune utilité, et où leur tentative seroit même dangereuse.

Il est certain que les mouchettures restent toujours sans effet, dans les hydropisies, qui tirent leur origine d'un engorgement invétéré et trop considérable des viscères abdominaux, et principalement d'un squirre au foie ou à la ratte, ou d'une grosse tumeur de l'épiploon ou du mésentère. Elles sont inutiles dans l'hydropisie ascite qui marche seule, isolée, qui n'est point accompagnée d'anasarque, à moins qu'elle n'offrît un engorgement très-œdémateux des jambes, qui donnât lieu de craindre pour l'anasarque.

Leur usage n'est pas d'un grand secours dans l'hydropisie enkystée, dans celle qui est le produit des hydatides, enfin dans la tympanite.

Des exemples malheureux m'ont également instruit qu'on n'en tire aucun profit dans les hydropisies qui sont le résultat des engorgemens scrofuleux qui persistent depuis le bas âge, soit dans les glandes mésentériques ou dans celles de la poitrine.

Les scarifications sont encore infructueuses, lorsque la maladie dérive d'un épuisement général, déterminé par quelque reliquat de virus vénérien, par une perte involontaire de semence, ou lorsqu'elle survient après la cessation d'un flux purulent quelconque.

Il faut donc bien se donner de garde de les pratiquer sur les œdèmes des jambes, qui dépendent de quelque suppuration interne, d'une fièvre sanieuse ou purulente entre-

tenue par quelque fistule ou ulcère intérieur.
Car, si l'ulcère est incurable, comme au poumon , la dissolution et l'infiltration le sont
aussi.

Tenter donc les scarifications dans les
enflures des jambes qui se manifestent à
la fin des maladies de poitrine, c'est à coup
sûr accélérer la destruction.

Les mouchetures qui sont d'une grande
ressource dans bien d'infiltrations œdémateuses, ne pourroient alors que donner lieu à
cette inflammation érysipélateuse dont nous
avons plusieurs fois fait mention , laquelle
ne tarderoit point à dégénérer en gangrène.
L'action vitale des lymphatiques est alors
si affoiblie et les sucs si dépravés , si alté-
rés , que rien ne pourroit empêcher la
mortification des chairs.

L'expérience, dont je suis toujours, pas
à pas, les effets heureux ou malheureux,
m'a encore appris que la pratique des scarifications n'est pas moins redoutable ,
moins périlleuse , dans les œdèmes des sujets
scorbutiques , auxquels les marins sont
sur-tout si facilement exposés; tout annonce

Ici la décomposition, la dissolution des humeurs.

Il est démontré que rien ne contribue plus aisément à développer des points, taches ou ulcérations livides, violettes, gangréneuses, que la diathèse scorbutique qui prédomine chez de pareils individus. L'action des solides et des fluides est trop languissante, dans ces cas-là, pour pouvoir entretenir la vitalité des mailles qu'on a ouvertes.

Ce seroit donc enfreindre les règles de l'art, que de hasarder les scarifications, dans l'hydropisie scorbutique.

Elles sont aussi pernicieuses, chez les sujets où domine une grande ténacité et acrimonie des humeurs, chez ceux où le tissu cellulaire est dur et comme squirreux; alors les plaies s'enflamment, ou souvent deviennent bientôt gangréneuses, et accélèrent la mort.

Disculper les scarifications non-sanglantes du reproche injurieux dont on les a chargées,

présenter leurs avantages et leurs inconvéniens , signaler les différens cas où elles
sont utiles et nuisibles, servir enfin de guide
aux jeunes médecins , tels sont les motifs
qui m'ont fait entreprendre cet ouvrage.
J'ai tâché de l'étayer des autorités les plus
respectables , soit des anciens , soit des
modernes.

Puissent les observations suivantes, qui
me sont particulières, lui prêter encore un
nouvel appui ! J'ai fait choix des plus sail-
lantes. Heureux, si , en les retraçant d'une
manière bien détaillée, je puis parvenir à
répandre quelque trait de lumière sur l'histoire de l'hydropisie, et à en rendre la cure
moins difficile et plus prospère !

PREMIÈRE OBSERVATION.

*De l'effet des scarifications non-sanglantes,
dans un cas d'hydropisie anasarque, compliquée d'œdème des poumons et déterminée par des fièvres quartes et des obstructions.*

Le nommé Antoine Reboul, de cette ville,
âgé de 45 ans, travailleur de terre, d'une

constitution naturellement forte et robuste, traînoit, depuis plus de six mois, des accès de fièvre quarte, qui avoient résisté à bien des remèdes.

Fatigué de lutter infructueusement contre tant de moyens, ce fébricitant renonça, pour quelque temps, par le sage conseil de son médecin, à toute espèce de secours (1)

---

(1) Dirai-je ici qu'il est nécessaire dans le plus grand nombre des affections chroniques, de varier, de suspendre par intervalle les substances médicamenteuses, afin que l'habitude n'en surmonte pas les effets ? Car, une fois que le système a contracté l'habitude d'un remède, il finit par y devenir insensible. C'est ce qui doit porter à varier les médicamens, à employer successivement tous ceux, auxquels on a assigné à peu près les mêmes vertus ; car chacun d'eux émeut la sensibilité à sa manière.

Le Praticien devroit se rappeler plus souvent d'un passage d'Aristote, que nos médicastres ne méditent point assez, ou qu'ils ne connoissent peut-être pas : *Nam assueti pharmaci contemnit natura vires.*

Car dans l'hydropisie comme dans beaucoup d'autres maladies, s'il y a un art de savoir administrer à propos les remèdes, il y a un art encore plus,

et s'abandonna entièrement aux ressources de la nature, qui, quelquefois livrée à elle-seule, dans ces sortes de cas, opère plus heureusement que l'art (1).

Peut-être que la nature auroit pu en triom-pher, si elle n'avoit pas été constamment contrariée par des écarts de régime et le déréglement d'un appétit vorace.

Aussi cet homme ne tarda-t-il pas long-temps à être la victime de sa manière de vivre.

Les jambes et les cuisses s'œdématièrent bientôt ; les urines devinrent un peu rares,

---

grand de savoir quelquefois les suspendre, les varier et même s'en passer. Aussi Frédéric Hoffmann conseilloit, dans le traitement des maladies chroniques, de suspendre par intervalle l'usage des remèdes et de les reprendre ensuite, afin de rompre l'habitude vicieuse qu'en contracte la nature.

(1) Cela me rappelle cette maxime sage et profonde du Docteur Grant, qu'on ne peut guérir les maladies par le secours de l'art, si on ne connoît auparavant leur terminaison, lorsqu'elles sont abandonnées aux seuls efforts de la nature.

rouges , briquetées et sédimenteuses ; le bas-ventre se tuméfia et la respiration étoit par intervalle gênée et même pénible.

Il étoit dans ce triste état , lorsqu'il fut reçu à l'hôpital St. Éloi.

Le soir même du jour de son entrée , il essuya un violent accès , dont le froid dura trois heures, et la chaleur dix.

Pour prévenir le développement ultérieur de l'hydropisie qui s'avançoit à grands pas, et que je jugeai être le produit de divers points d'obstructions que jettent, à la longue, dans les viscères du bas ventre , les fièvres quartes qui traînent trop en longueur , je résolus de faire marcher de front les remè-des propres à combattre cette complication de maux.

Après avoir soumis ce fébricitant, pendant vingt-quatre heures , à l'usage d'une tisane incisive , faite avec la racine fraîche de chiendent , les feuilles de chicorée , pis-senlit et de scolopendre , et le sulfate de soude (sel de Glaubert) (1). Je prescrivis un verre de purgation préparée avec deux gros de séné , deux gros de sulfate de magnésie ou sel d'épsom , un gros de rhubarbe concassée , deux onces de manne et deux gros de tablette diacarthami ; ce purgatif évacua une quantité énorme de matières putrides , glaireuses et bilieuses.

La saleté de la langue , l'amertume de la bouche et autres signes de gastricité nécessitèrent la répétition de ce purgatif qui fut suivi d'un bon effet.

Comme les accès étoient de longue durée, et qu'ils énervoient de jour en jour les forces du malade , je crus devoir m'attacher à donner promptement les fébrifuges

---

(1) Si je place le tableau de l'ancienne nomenclature à côté de la nouvelle, c'est pour ne pas dérouter beaucoup de gens de l'art et sur-tout les chirurgiens de campagne qui , loin du niveau des connoissances chimiques acquises dans ce siècle, que l'on peut appeler le siècle des lumières , n'ont aucune notion de la nouvelle , ou s'obstinent à suivre l'ancien usage.

combinés avec les apéritifs et les toniques,
afin de les enchaîner le plutôt possible.

La combinaison de deux gros de quinquina rouge en poudre, de demi-gros d'aga-
ric et de six grains de rhubarbe, délayée
dans une tasse de petite centaurée et
répétée trois fois le jour, me parût
remplir favorablement cette indication.
Ce mélange rendit à la vérité le ventre plus libre et diminua l'intensité des
accès.

Mais un sentiment de chaleur et d'irritation qu'il rapporta quelques jours après à la
région ombilicale, m'obligea à renoncer à
ce secours.

Je tournai alors mes vues sur le petit-lait
et le suc des plantes, dont l'effet tend
directement à résoudre les points d'obstructions disséminés sur les organes abdominaux, et à dissiper en même-temps les
fièvres intermittentes qui tiennent sur-tout
à ce principe.

Le malade en avaloit huit onces dans la

journée, savoir : quatre onces le matin et autant le soir, aiguisées avec demi-gros d'acétite de potasse ou de terre foliée de tartre, dont j'augmentai graduellement la dose, et que j'élevai progressivement jusqu'à demi-once pour les deux prises.

Ces divers moyens, sur l'usage desquels il insista près de trois semaines, furent d'autant plus efficaces, qu'ils dissipèrent absolument les accès qui ne se reproduisirent plus depuis cette époque. Mais ils ne purent point empêcher la progression des enflures qui peu à peu s'étendirent sur toute l'habitude du corps, et constituèrent une véritable anasarque.

Le caractère de cette affection se prononçant de jour en jour, je me repliai alors sur les diurétiques, les apéritifs, les purgatifs, tels que le suc de Glaïeul, *iris nostras*, le suc de la seconde écorce de sureau (1), et les fondans mariés sous bien des formes.

____

(1) De tout temps le suc de l'écorce de sureau a été tant préconisé par les Médecins, que les poëtes

L'extrait de scille, le savon blanc, la gomme ammoniaque, le muriate doux de mercure ou mercure doux forment la base des pilules dont il usa un mois et demi environ.

Le petit-lait, chargé de la vertu des cloportes, des baies de genièvre (1) concassées et de l'acétite de potasse ou terre foliée

ont même chanté les vertus de cette plante, comme très-propre à dissiper l'hydropisie. Le père Vanière qui a fait, dans son seizième livre, une longue énumération des propriétés médicinales des arbres, dit :

. . . . *Sambucus albo Languorem hydropis de corpore pellit aquosum.*

Je ne dois pas passer sous silence, que le lait, coupé avec le suc ou la décoction de la seconde écorce de sureau, a dissipé plus d'une fois des hydropisies qui avoient déjoué toutes les ressources de l'art.

(1) L'infusion de baies de genièvre, légèrement rôties, est aussi d'un grand secours, lorsque les urines ne coulent pas bien. Si ce moyen ne remplit pas parfaitement les vues, on peut jeter, deux fois par jour, dans chaque verre de cette infusion, vingt ou trente gouttes d'essence scillitique. *Essentia scillæ pharmacop. Wurtemb.*

de tartre , distribué par verrées dans la journée et continué quelque temps , ne parut amener aucun changement favorable dans sa situation.

Enfin bien d'autres remèdes , tels que la scille administrée en friction (1) , même la

---

(1) Quoique cette méthode d'administrer la scille en frictions ne procure pas des effets aussi marqués qu'on le pense , elle peut cependant réussir quelquefois. Les avantages que plusieurs Médecins en ont retirés , doivent engager à répéter cette tentative. Tout le monde connoît aujourd'hui le résultat des expériences qu'en ont faites les Brera , les Chiarenti , les Alibert, etc.

La scille , donnée par la voie des frictions , opère de meilleurs effets chez les femmes et chez les enfans , par la raison que le tissu de leur peau est plus fin , plus délié, plus lâche , et que l'absorption se fait conséquemment plus promptement.

Par la raison contraire , ce moyen ne peut réussir que difficilement chez les personnes avancées en âge. La force d'absorption est presque nulle chez de tels sujets , sur-tout lorsqu'on n'a pas le soin d'appliquer la pommade de scille à l'origine même des vaisseaux lymphatiques.

digitale pourprée (1) mêlée avec la salive,
ne purent point ralentir la marche de cette

Cette méthode peut d'un autre côté être avantageuse ; elle opère une distribution plus égale des forces, appelle l'ordre des mouvemens à la peau, ranime le système cutané, excite la transpiration, agit enfin sur toute l'économie par un effet de la synergie universelle des organes, et par une suite du ton qu'elle imprime aux vaisseaux lymphatiques, et aux conduits destinés à secréter et excréter l'urine.

(1) Je dois avouer ici avec cette franchise, dont les Praticiens ne devroient jamais s'écarter, qu'entraîné par les autorités des Médecins bien respectables, qui me paroissent avoir donné des louanges peut-être un peu trop outrées à la digitale pourprée, administrée soit à l'intérieur, soit à l'extérieur, j'ai employé souvent cette plante dans les hydropisies, mais que je n'ai pas obtenu pour l'ordinaire les succès qui ont résulté de leurs épreuves, quoique je sois l'un des Praticiens qui ait eu le plus d'occasions, par mes places, d'en réitérer la tentative. Dernièrement encore, j'ai voulu en répéter l'essai sur cinq sujets naturellement phlegmatiques, les uns atteints d'ascite et les autres d'anasarque, dont le principe dérivoit d'un état d'atonie et de laxité, sans qu'il s'ensuivît le moindre soulagement. On pratiquoit pourtant trois fois par jour les frictions, et on en continua l'usage pendant plus d'un mois.

M. Chrestien qui en est même le plus chaud partisan, ne peut disconvenir l'avoir employée, sans fruit, dans hydropisie, qui épuisa presque tout le domaine de l'art. Car la méthode tempérante ne fut pas même négligée.

A une respiration qui devenoit de plus en plus difficile et laborieuse, se joignit

---

un cas d'œdème, qu'il traitoit avec MM. Gouan et Fouquet.

Dirai-je que peut-être ce contraste d'effets tient à l'espèce d'hydropisie ou à l'idiosyncrasie particulière, ou à toute autre circonstance qu'il ne m'a pas été possible de bien saisir jusqu'à présent ? Mais ne suis-je pas aussi en droit d'avancer que pour bien juger des vertus de la digitale qui, administrée sous forme de frictions, augmente cependant quelquefois le cours des urines, ne conviendroit-il pas de la tenter isolément, sans la faire marcher avec les autres remèdes apéritifs et diurétiques ? Car trop souvent on attribue à la digitale l'abondance des urines que provoquent les autres moyens donnés antérieurement ou conjointement avec cette substance. J'en appelle au témoignage de la majorité des Médecins : peuvent-ils assurer avoir guéri des hydropisies par les seules frictions faites avec la digitale, sans les avoir fait précéder, accompagner ou suivre d'autres remèdes ? N'est-ce donc pas au concours de ces divers médicamens, administrés sous toutes les formes et continués pendant long-temps, qu'on doit plutôt rapporter certaines cures d'hydropisie, qu'à l'emploi de la digitale, que je regarde pourtant comme un moyen auxiliaire ?

un battement précipité de cœur qui le réveilloit en sursaut dans la nuit , et l'empêchoit de se tenir dans une situation horizontale ; en outre il désiroit à chaque instant de changer de place.

Cet enchaînement de phénomènes qui signaloient déjà l'infiltration des poumons, ou une tendance à l'hydropisie de poitrine, annoncée encore par l'enflure des mains et de la face , me décida à mettre de suite en pratique les scarifications.

Je dois avouer ici que je ne les tentai d'abord , que dans l'intention de prolonger l'existence du malade , qui sembloit à chaque instant près de rendre le dernier soupir. Je m'y déterminai sur-tout avec d'autant plus d'empressement , que je vis poindre une petite vessie sur le cou du pied gauche , que je me hâtai d'ouvrir.

Ne voulant point exciter un trop grand écoulement à la fois , qui auroit probablement amené quelque foiblesse , je me bornai à faire un petit nombre de mouchetures non-sanglantes, aux environs des genoux trèstuméfiés; je les répétai six jours après sur le milieu de la partie interne des cuisses, qui n'étoient pas moins infiltrées.

L'écoulement qui se soutint l'espace de vingt jours, sans être trop abondant, dégagea beaucoup les organes de la respiration, et diminua considérablement l'œdème des extrémités inférieures.

Au moment où l'écoulement se supprima, le malade se plaignit d'une petite douleur, sur-tout à la jambe gauche, qui se couvrit le lendemain d'une rougeur érysipélateuse, laquelle commença précisément à l'endroit d'où la phlyctène s'étoit élevée.

L'application des linges trempés dans l'infusion de fleurs de sureau, animée avec un peu d'eau-de-vie camphrée, dissipa, dans huit jours, cette légère inflammation.

A peine eût-elle disparu, que les lèvres des mouchetures qui s'étoient boursouflées et presque même fermées, durant ce petit orage, se r'ouvrirent et versèrent encore quelque temps?

A mesure que l'écoulement diminuoit, j'avois l'attention de lâcher le ventre par le mélange de la scille (1), du tartrite acidule de potasse, (crème de tartre,) du nitrate de potasse (sel de nitre) et de la rhubarbe,

---

(1) La scille est sans contredit le médicament le plus convenable pour faire évacuer par les urines et par les selles, et souvent par les deux voies en même-temps, toutes les eaux surabondantes.

L'extrait de scille récente jouit des mêmes prérogatives, et opère souvent des effets plus marqués que la scille en substance, sur-tout lorsque cet extrait est combiné avec le muriate doux de mercure ou le mercure doux, et la gomme ammoniaque, et que l'hydropisie est entretenue par des engorgemens des viscères abdominaux.

La gomme de gayac que Berger a beaucoup préconisée, si elle est associée avec l'oxide d'antimoine hydrosulfuré orangé ou le soufre doré d'antimoine et le colomélas, doit être préférée à la gomme ammoniaque, lorsque la rétrocession d'une humeur psorique ou dartreuse détermine l'hydropisie.

On sait que les mercuriaux ont plus d'une fois concouru à opérer la guérison de l'hydropisie. Simson guérit avec du mercure doux (muriate de mercure) une femme qui sembloit devoir à chaque instant être suffoquée. Aussi le mercure passe-t-il comme un puissant remède dans les affections hydropiques ? On sait encore que c'est un très-bon stimulant des vaisseaux lymphatiques. Les Anglais font sur-tout le plus grand cas de ce remède dirigé contre l'épanchement aqueux.

parce que j'avois remarqué plus d'une fois
que cette voie d'évacuation et cette manière
de la favoriser tournoient le plus souvent à
l'avantage du malade. Enfin, les diurétiques,
les apéritifs et les évacuans (1), unis aux

---

(1) C'est avec beaucoup de ménagement qu'il faut
employer les évacuans proprement dits dans cette
période de la maladie.

Camper remarque judicieusement qu'il faut peu
compter sur les évacuans, si on n'interpose habile-
ment les stimulans et les toniques.

Hoffmann, dont les préceptes à ce sujet sont pleins
de sagesse, fait craindre l'usage précipité et réitéré
des hydragogues et diurétiques actifs, comme propre
à accroître l'état d'atonie et de débilité des intestins.
Aussi, quand les purgatifs sont nécessaires, il est
prudent de les combiner avec les toniques et les
martiaux, sur-tout dans les sujets chez qui le tissu
du corps est naturellement lâche et spongieux, et
lorsqu'il y a empâtement des viscères du bas-ventre.
Il est généralement reconnu que les martiaux relèvent
les forces de tous les organes, et augmentent par
conséquent celles du système lymphatique, dont les
bouches des suçoirs sont dans un état de débilitation
et de langueur, dans la pluralité des affections hydropiques.

toniques et aux ferrugineux, provoquèrent alors une si grande émission d'urine, que six semaines après l'emploi des mouchetures dont le stimulus réveille avec tant d'énergie les fonctions des organes urinaires, les enflures s'effacèrent entièrement, et ne se renouvelèrent plus.

Je tâchai de seconder les remèdes par un régime dessicatif et par un exercice modéré, qui donne de l'action aux fibres et aux vaisseaux, et facilite le jeu des secrétions et des excrétions.

Cet homme que je vis cinq ans après, atteint d'une fièvre catharrale, jouit aujourd'hui d'une santé bien affermie.

DEUXIEME OBSERVATION.

De l'effet des scarifications non-sanglantes dans un cas d'hydropisie anasarque, compliquée d'œdème des poumons et déterminée par la rétrocession des dartres et la suppression des règles.

Sur la fin du mois d'avril de 1789, qui est pour l'ordinaire l'époque où je reprends le cours de mes inoculations, je fus appelé à St. Hippolyte pour inoculer le fils unique de M. Boissière, homme de loi, que je disposois depuis peu à l'insertion de la petite-vérole.

Comme je ne trouvois point, dans cette petite ville, de matière variolique de bonne qualité, je parcourus, avec le père de cet enfant, tous les villages et hameaux du voisinage où régnoit alors épidémiquement la petite-vérole.

En visitant, sur le chemin d'Alais, la chaumière d'un pauvre laboureur qui avoit une fille atteinte de la petite-vérole, l'on me pria de consulter une femme nommée Anne Robert, âgée de 35 ans, attaquée depuis six mois d'une hydropisie anasarque.

Cette affection, dont je recherchai d'abord les causes, étoit venue à la suite de la répercussion des dartres et de la suppression des règles, à laquelle une imprudence donna lieu. Car elles cessèrent de couler le même jour qu'elles parurent, parce que cette femme passa quelques heures dans une rivière où elle étoit allée laver du linge.

Ce fut un mois après cette suppression,
que ses jambes s'enflèrent et que l'hydropisie se développa peu à peu.

Le jour que je l'examinai, le volume de
son corps étoit monstrueux, les urines ne
couloient presque pas, le peu qu'elle en
rendoit étoit de couleur de café. Sa respiration étoit courte, laborieuse, entrecoupée;
la figure et les mains étoient prodigieusement enflées, de manière à faire craindre
la complication d'un œdème des poumons
ou d'une hydropisie de poitrine.

Le danger étoit si imminent, que je ne
balançai pas un instant à tenter les mouchetures à la partie inférieure des cuisses
et à côté des genoux, avec une des lancettes
destinées pour l'inoculation, et qui n'avoit
pas été chargée de virus variolique. J'en
pratiquai même quelques-unes sur les
grandes lèvres qui étoient extrêmement
tuméfiées.

Durant les deux heures que je restai
auprès de cette malheureuse femme, qui
étoit une parente de la fille qui m'avoit

fourni du germe variolique , il coula une
quantité si considérable d'eau , que deux
draps en furent imbibés ; ce qui donna lieu
à une petite syncope qui se dissipa par
un peu de confection d'hyacinthe délayé
dans le vin.

Mais , pour en prévenir le retour dont
les suites auroient pu être fâcheuses , je
fis mettre des bandes circulaires médiocrement serrées autour des cuisses et des
jambes , recommandant au chirurgien de
les serrer graduellement , à mesure que la
tumeur œdémateuse diminueroit par l'écoulement des eaux , et de réitérer même les
scarifications , si les premières se fermoient
trop tôt.

Six semaines après mon départ , je reçus
une lettre du Chirurgien qui avoit vu pratiquer , pour la première fois , les mouchetures dans ces sortes de maladies ; il me
marquoit que l'application des bandages
avoit ralenti le cours des eaux, qui coulèrent
cependant pendant quinze jours. Il ajoutoit
qu'il avoit été obligé de réitérer les scarifications, jusqu'à trois fois , de manière que

le fluide aqueux s'échappa des mailles du tissu cellulaire pendant un mois et demi, sans qu'il se manifestât aucune rougeur érysipélateuse.

J'augurai favorablement de l'état de cette malade, lorsque j'appris, par une seconde lettre, qu'elle rendoit tous les jours plus d'un pot d'urine, que les enflures diminuoient à vue d'œil, que la respiration étoit déjà presque naturelle, et qu'enfin elle recouvroit journellement de l'appétit et des forces.

Ce ne fut cependant qu'au bout de trois mois de persévérance dans l'exécution des diurétiques, des apéritifs, des dépuratifs, des fondans et des toniques, et de quelques purgatifs interposés de temps en temps (1), que cette anasarque compliquée d'hydrothorax se dissipa complé-

____

(1) Il est démontré que l'abus des purgatifs tourne toujours au détriment des hydropiques. Il faut seulement tenir le ventre un peu libre sur la fin de la maladie. Je me suis convaincu plus d'une fois qu'en sollicitant le dévoiement, ou lorsqu'il survenoit na-

tement. Mais elle ne recouvra la force de
sa première santé qu'après le rétablissement
de ses menstrues, l'ouverture d'un cautère, et
l'application d'un vésicatoire (1) à la partie

---

turellement chez les sujets épuisés, la mort s'en
suivoit promptement.

Il faut constamment prendre pour guide l'expérience et l'observation, que je regarde comme les
seules bases sur lesquelles doit reposer l'art de guérir.

L'observation apprend que la diarrhée n'est utile
dans l'hydropisie, et qu'elle la dissipe même quelquefois
entièrement, lorsqu'elle survient dans le principe de
cette affection, qu'elle tire son origine de la suppression de la transpiration, mais non des obstructions,
ni de la fonte putride des humeurs, ni des pertes
de sang, etc. Aussi, ce n'est pas dans ce sens qu'il
faut entendre la sentence d'Hippocrate : *hydropes leu-
cophlegmatias appellatos alvi profluvium sedat.* Coac.
pran. sect. III.

(1) Pour donner une preuve irréfragable des grands
avantages des vésicatoires établis dans les cas d'hydropisie qui proviennent de la rétrocession des maladies exanthématiques, je choisirai le fait suivant
qui est des plus saillans.

Vers la fin du mois de novembre 1798, époque où
je soignois un grand nombre d'hydropiques, à l'Hôtel-

moyenne de la cuisse où étoit jadis la dartre la plus considérable.

Dieu, il y entra une fille de 40 ans, d'un tempérament bilioso-phlegmatique, nommée Anne Valentin, native de St-Gély. Elle avoit tout le corps extrêmement enflé, la respiration courte, gênée, précipitée; le ventre très-soulevé, ondulant et fluctoant, et ne rendoit que très-peu d'urines rouges, sédimenteuses. Le flux menstruel s'étoit d'ailleurs supprimé, depuis la naissance des enflures.

Le principe de cette hydropisie ascito-anasarque, qui avoit marché bien lentement, datoit depuis environ douze années. Elle se manifesta trois ans après la guérison d'une rache ou teigne, qui avoit occupé le cuir chevelu, l'espace de huit ans.

Il est même vraisemblable que l'intempérance du vin, auquel elle s'étoit abandonnée trop souvent, ne contribua peut-être pas peu à développer le germe de cette maladie qui est si fréquemment le produit de la boisson.

Cette affection, dérivant de pareils élémens et étant déjà très-avancée, ne donnoit-elle pas lieu d'appréhender que sa terminaison ne fût mortelle ? Aussi sa guérison, qui s'opéra deux mois après la tentative des remèdes dont je vais rendre compte, étonna tous les gens de l'art attachés au service de l'hôpital.

A la suite d'un purgatif, qui me parut d'abord

TROISIEME OBSERVATION.

De l'effet des scarifications non-sanglantes dans un cas d'hydropisie ascito-anasarque, déterminée par des fièvres quartes et des obstructions, et compliquée de grossesse.

La nommée Rose Lagarde, de Carpentras, âgée de 34 ans, étoit attaquée,

---

convenable, sous le rapport d'évacuant et de révulsif, je me hâtai de faire appliquer à l'un et à l'autre bras, qui, de toutes les parties du corps, étoient celles qui étoient le moins tuméfiées, un vésicatoire qui ne présenta jamais aucun point d'altération gangréneuse, quoiqu'il fût souvent renouvelé, et qu'il fournît une suppuration assez abondante, l'espace de trois semaines.

Si je préférai, pour le moment, ce lieu d'élection, à toute autre partie, c'est que l'enflure des bras étoit la moins considérable, que la respiration étoit pénible et difficile, les mains enflées, la face bouffie, et que la poitrine donnoit déjà des indices d'un œdème des poumons ou d'une hydropisie de poitrine, que l'œil le plus exercé ne peut quelquefois bien discerner, que quelques heures avant la mort, tant les signes de l'une et de l'autre affection ont des traits de similitude entre eux, et se confondent si souvent ensemble !

depuis environ six mois , des accès de fièvre

Dès que la suppuration des bras fût moins abondante , je n'hésitai point à couvrir tout le sommet de la tête où étoit jadis le siége de la teigne croûteuse ou rache , d'un emplâtre épipastique , dont je favorisai long-temps l'écoulement , afin d'exciter sur cet organe , un foyer d'irritation , d'y établir un centre de fluxion , d'y rappeler , s'il étoit possible encore , une partie de cette humeur âcre et hétérogène , d'en dépouiller la masse générale , de la détourner de la poitrine et du bas-ventre , et de détruire un des grands principes morbides , qui devoit entretenir , à coup sûr , la diathése hydropique.

A peine cet écoulement de la tête , que j'entretins aussi long-temps qu'il fût en mon pouvoir, commença-t-il à tarir , que je cherchai à y suppléer par l'ouverture d'un large et profond cautère , placé à la partie interne et inférieure de la cuisse , qui étoit devenue moins œdémateuse , depuis l'établissement de tous ces égouts ? C'étoit encore dans la vue de dévier , non-seulement du thorax cette humeur étrangère et offensive, mais encore de l'abdomen où l'épanchement étoit bien sensible , et de mettre fin à l'ascite qui a cédé plus d'une fois à ces sortes d'évacuoires , sur-tout , quand il y a justement lieu de présumer que l'hydropisie émane de la rentrée d'un vice exanthématique.

Ces divers égouts , joints aux remèdes internes , dont je vais maintenant faire mention , changèrent

quarte qui avoient résisté à une foule de
moyens.

---

si favorablement la situation de cette fille, que les
urines coulèrent plus librement, que les cavités se
dégagèrent sensiblement, et que la tuméfaction des
membres perdoit journellement de volume.

C'est aussi cette amélioration bien frappante qui
me décida à ne pas recourir à la pratique des scarifications, que je n'aurois pas manqué de faire, si
cette hydropisie n'avoit pas visiblement cédé au
concours des moyens que je mis en usage.

La malade usa d'abord des bouillons dépurans et
apéritifs, préparés avec le maigre de veau, les racines
de fraisier et de bardane, les tiges fraîches de douce-
amère contuses, les cloportes lavés dans le vin blanc
et écrasés vivans, les feuilles de chicorée, de fumeterre et de scabieuse.

De dix en dix jours, elle alternoit le bouillon avec
le petit-lait, dans la clarification duquel on jetoit
les tiges fraîches de douce-amère, la racine de
squine; on avoit soin d'ajouter, à la colature, le suc
de cloportes et l'acétite de potasse, dont on éleva
graduellement la dose depuis un scrupule jusqu'à deux
drachmes.

Pour rendre l'action de ces remèdes encore plus

Sur la fin du troisième mois, elle s'aperçut

efficace, la malade avaloit, avant le petit-lait, un bol composé de dix grains d'extrait de saponaires, dix grains de savon médicinal, autant de résine de gayac, d'un grain muriate doux de mercure, et d'un grain d'oxide d'antimoine hydro-sulfuré, orange ou de soufre doré d'antimoine de la troisième ou quatrième précipitation, dans la conserve de fumeterre et le sirop de cinq racines apéritives.

Il est bon de remarquer, que j'interposois, de temps en temps, un mélange fait avec six grains de scille en poudre, 12 grains de nitrate de potasse et 20 grains de tartrite acidule de potasse, pour tenir le ventre libre, notamment quand il n'étoit pas suffisamment ouvert. C'est ici le cas de répéter encore ce que j'ai publié dans plusieurs écrits, que cette poudre opère souvent autant par les urines que par les selles, et que j'en ai vu résulter des effets merveilleux.

C'est par la combinaison de tous ces moyens diurétiques, apéritifs, fondans, dépuratifs, laxatifs et révulsifs, placés et distribués à propos, que la poitrine se débarrassa entièrement, que le ventre s'affaissa et que les enflures des extrémités inférieures n'étoient sensibles qu'aux malléoles et sur le cou des pieds.

Ce fut aussi dans la vue de dissiper ces restes d'œdème, d'affermir la solution de la maladie, et

que ses jambes s'enfloient tous les soirs, que ses urines étoient rougeâtres, épaisses et rares.

A cette même époque, elle éprouva une suppression des règles.

Comme elle avoit discontinué, il y avoit

---

d'en prévenir les rechutes, qui sont alors ordinairement mortelles, que je me repliai, à cette époque, sur les préparations martiales qui servent à ranimer l'action languissante de la fibre, à relever la force oscillatoire des vaisseaux, et à briser également la ténacité de l'humeur lymphatique et muqueuse qui engoue leur calibre et en détermine l'oblitération.

Finalement, après deux mois consécutifs de ces remèdes scrupuleusement administrés, qui ne causèrent pas le moindre sentiment d'irritation, ni de soif, cette fille qui luttoit, depuis plusieurs années, contre cette hydropisie qui avoit tant de fois menacé ses jours, trouva dans l'hôpital où elle croyoit bientôt terminer sa triste vie, la terminaison de ses maux.

Dirai-je que la reconnoissance, dont elle étoit vivement pénétrée, l'attacha tellement au service de cette maison, que depuis cette époque, elle y a resté en qualité d'infirmière, et qu'elle y a servi les femmes, avec un zèle qui honore ses vertus domestiques ?

déjà quelque temps, de faire des remèdes,
elle fit rappeler le médecin de la charité,
qui lui avoit donné ses soins, pour savoir
si elle devoit attribuer les enflures des extrémités inférieures qui augmentoient, de jour
en jour, à la suppression de ses règles ou
aux accès de fièvre, ou à la grossesse.

Le médecin, en homme sage et prudent,
suspendit son jugement, et se borna à proposer de doux apéritifs et de légers diurétiques, qui ne pouvoient porter aucune
atteinte à l'enfant, supposé qu'elle fût enceinte, mais qui ne procurèrent aucune
diminution des enflures.

Quoiqu'il se fût déjà écoulé huit mois,
depuis la suppression du flux menstruel, il
fût impossible aux gens de l'art qu'elle avoit
assemblés, de prononcer définitivement sur
le véritable caractère de son état qui présentoit, d'après leur rapport, plutôt des
signes d'hydropisie ascite que de grossesse
qu'il est quelquefois bien difficile de dis-
tinguer (1).

____

(1) En effet j'ai vu des accoucheurs très-expérimentés
s'y tromper plus d'une fois, assurer positivement la ges-

Dans le doute où ils étoient , ils se ré-
duisirent à indiquer de petits moyens et

tation et se disposer même à procéder à l'accouchement que sembloit annoncer le caractère des douleurs ,
à l'époque même de neuf mois révolus. Je les ai vus ,
ces hommes renommés , prendre enfin l'ascite ou l'hydropisie des ovaires , pour une véritable grossesse ,
et prescrire même des bains dans le dernier degré
de développement de l'hydropisie , dans la vue de
disposer la matrice à l'expulsion naturelle de l'enfant.
Tant il est vrai que l'apparence est très-souvent trom-
peuse , et qu'elle n'induit que trop en erreur !

Il arrive même quelquefois que l'hydropisie est compliquée avec la grossesse. J'en ai vu quelques exemples
à l'Hôtel-Dieu , et Mauriceau en rapporte quelques
cas : *Lib. I , chap. XXIII , et observ.* 2 , 9 , 60.
On sent combien il doit être alors plus difficile de
pouvoir prononcer sur l'existence de l'hydropisie , si
elle est sur-tout utérine , parce que la plupart des signes
communs à cette maladie sont presque les mêmes que ceux
de la grossesse. Qui ignore d'ailleurs que les signes
de la grossesse sont souvent si incertains , que les
plus habiles accoucheurs s'y méprennent quelquefois ;
et ne se laissent-ils pas encore tromper par le mouvement
de la matrice qui simule également le mouvement de
l'enfant ?

à attendre du temps, qui seul pouvoit lever le voile qui enveloppoit cette affection.

Leur incertitude ne tarda pas à se dissiper; car sur la fin du neuvième mois, cette femme fut saisie de vives et longues douleurs, et elle mit au monde un enfant assez bien constitué.

L'accouchement qui met fin, pour l'ordinaire, aux enflures qui s'accompagnent de la grossesse, ne diminua presque pas le volume du ventre, ni la bouffissure de la face, ni l'œdème des extrémités inférieures.

Toute l'habitude du corps s'enfla même énormément, peu de temps après sa couche, et le bas-ventre paroissoit même (disoit-elle) plus gros qu'auparavant.

C'est dans ce fâcheux état qu'elle se présenta à l'hôpital, le 20 du mois de janvier 1792.

Il étoit à présumer que les fièvres quartes qu'elle avoit traînées long-temps, avoient

donné probablement lieu à des points d'obstruction des viscères du bas-ventre, d'où étoit
dérivée l'hydropisie ascito - anasarque , que
caractérisoient la fluctuation ou ondulation
des eaux et l'enflure générale.

Pour combattre cette complication qui
ne m'offroit que de foibles lueurs d'espérance de guérison, je commençai le traitement par un purgatif préparé avec le
séné, le sulfate de soude ou sel de Glaubert,
la rhubarbe concassée et le sirop de roses
solutif ; il en résulta des évacuations abondantes de matières séreuses, qui soulagèrent
un peu la malade.

Elle fut soumise ensuite à l'usage des
bouillons , des apozèmes apéritifs et des
tisanes diurétiques (1) , qui furent suivies

______

(1) Il n'est pas inutile de noter ici que l'abstinence
de toute espèce de boisson a conduit plus d'une fois
à la guérison de l'hydropisie et même de l'ascite. Les
annales de la médecine font mention de quelques cas
d'hydropisie , rares à la vérité, guérie par la privation volontaire de la boisson.

du petit - lait éloporté et geniévré , des

Je ne puis m'empêcher de relater une observation très-récente , à ce sujet, qui ne doit pas rester ensevelie dans les ténèbres de l'oubli.

Un ecclésiastique , issu d'une grande et ancienne famille , et non moins respectable par ses vertus que par ses malheurs , tomba dans une hydropisie ascite , à la suite des fièvres d'accès déterminés par de longues et fortes passions d'âme qui avoient énervé sa constitution , et préparé le système absorbant à cet état maladif.

Loin de se soumettre à un traitement méthodique qui très-souvent reste infructueux dans des affections pareilles , bien que très-sagement combiné et prudemment diversifié , il crut ne devoir mettre en pratique aucun remède , et prit la forte résolution de s'abstenir absolument de toute espèce de tisane et de boisson , d'après l'avis que lui donna une personne de l'art.

Quoique l'ascite fût bien marquée par la fluctuation des eaux , et qu'elle s'accompagnât de l'enflure des jambes et même des cuisses , il parvint à s'en délivrer, en s'imposant rigoureusement la privation de toute espèce de liquide pendant l'espace de 4 ans, de manière qu'il ne bût pas une seule goutte d'eau, ni

pilules fondantes, et des préparations scillitiques et ferrugineuses.

Malgré la persévérance avec laquelle elle
insista pendant plus de deux mois sur la
combinaison de tous ces puissans moyens,
elle n'en retira qu'un amendement momen-
tané. Les enflures disparoissoient un peu,
à la vérité, pour quelques jours, mais elles
renaissoient ensuite et se montroient plus
considérables.

Un suintement, survenu dans la nuit à
la partie interne et moyenne de la cuisse
droite, que cette femme me présenta à
ma visite du matin, me mit sur la voie
des mouchetures.

Sur-le-champ je fis de légères scarifications sur les alentours de la partie d'où
sortoient des gouttelettes d'eau. J'en pratiquai même à la partie supérieure de la

---

de tisane, durant tout ce temps, malgré la chaleur
du climat du Portugal où des circonstances impérieuses
le forcèrent de rester l'espace de plusieurs années.

jambe gauche, où la peau étoit très-mince
et très-luisante.

Elles fournirent, pendant trois jours, et
le quatrième au soir, m'apercevant qu'elles
étoient prêtes à se fermer, j'y suppléai par
quelques autres, faites sur l'extrémité op-
posée; l'écoulement de ces dernières fût de
plus longue durée, il ne tarit que le
dixième jour.

Les enflures des jambes diminuèrent par-
là, à vue d'œil; la face perdit de sa bouffissure, et le ventre même s'affaissa bien sensiblement.

Encouragé par un succès aussi marqué,
je réitérai, pour la troisième fois, les scarifications non-sanglantes à la partie latérale interne et inférieure de la cuisse, et
sur le cou des pieds; si les eaux en découlèrent avec moins d'abondance, leur
cours fût aussi plus durable; car le 18.e
jour, il en suintoit encore des gouttes, et
je vis, avec satisfaction, que le bourlet
des hanches, qui avoit été jusqu'alors très-
relevé, s'étoit déjà presque effacé.

Il est digne de remarque que quoiqu'il y eût à cette époque, dans la même salle , quelques personnes atteintes de fièvre maligne et d'ulcères gangréneux aux jambes , les mouchetures ne se couvrirent pas même de rougeur érysipélateuse ; la peau conserva toujours sa couleur naturelle.

Non content de favoriser le fluide aqueux par cette voie , je travaillai à seconder les fonctions des reins et de la vessie dont l'action s'étoit un peu relevée , depuis la pratique des mouchetures , par l'emploi des diurétiques les plus énergiques.

La combinaison de quatre grains de seille , de douze grains de nitrate de potasse (sel de nitre) et de vingt grains de tartrite acidule de potasse (crème de tartre), prescrits de quatre en quatre heures , et délayés dans une tasse d'infusion de turquette avec l'acide nitrique ou l'esprit de nitre dulcifié, rendit les urines plus abondantes et provoqua même quelques selles séreuses.

A mesure que les enflures se dissipoient,

j'avois soin d'associer aux diurétiques et apéritifs, les toniques et les martiaux, tels que l'écorce de cascarille, le quassia amara, l'oxide noir de fer (œthiops martial) ou les teintures ferrugineuses, afin de restituer à la fibre sa force et son énergie.

Par cette réunion de remèdes, je vins à bout de guérir l'anasarque et de diminuer tellement l'ascite, qu'elle touchoit presque à sa fin.

Mais les fièvres persistoient néanmoins encore, leur paroxisme étoit plus court, à la vérité, et moins considérable.

Fortement persuadé que leur opiniâtreté, ainsi que le principe de l'ascite qui présentoit encore quelque vestige, étoient sous la dépendance de quelques points d'obstruction des glandes du mésentère (1) ou de quelque

____

(1) Mascagni a reconnu, en injectant avec du mercure les vaisseaux lymphatiques sur les cadavres des personnes mortes d'hydropisie, que les glandes étoient tellement obstruées, que ce fluide, injecté avec force,

reste d'embarras ou d'engorgement des viscères abdominaux, qu'il étoit absolument
nécessaire de résoudre pour dompter entièrement les fièvres et compléter la cure
de l'ascite; j'eus recours au suc des plantes
savonneuses, aiguisé avec l'acétite de potasse (terre foliée de tartre), et au petit-
lait chargé des cloportes et des baies
de genièvre.

Elle retira alors de ces moyens, qu'elle continua trois semaines, un effet si marqué,
qu'il ne resta que quelques traces de fièvre.

Enfin, pour les dissiper entièrement,
je crus aussi devoir prescrire un opiat fébrifuge et tonique, composé avec le quinquina rouge en poudre, le carbonate de
potasse ou sel d'absinthe, la rhubarbe et
le muriate d'ammoniaque et de fer sublimé

---

rompoit plutôt les vaisseaux qu'il ne traversoit les
glandes. Ce qui fait sentir l'utilité des fondans et des
désobstruens pour guérir l'hydropisie. Car l'obstruction
des glandes est souvent la cause primitive, et la dilatation des vaisseaux lymphatiques n'en est souvent
que la suite.

ou fleurs martiales ammoniacales (1) ; de temps en temps , je le rendis purgatif par l'addition de quelques grains de diagrède.

A peine la malade en eût-elle usé cinq à six jours, qu'elle n'éprouva plus le moindre sentiment d'accès, et qu'elle acheva même de perdre le peu d'empâtement qui restoit aux malléoles.

La santé de cette femme se rétablit si parfaitement , au grand étonnement des Élèves en Médecine, qui tinrent un journal exact et détaillé de l'histoire de cette grave et fâcheuse maladie et du traitement qu'on

---

(1) Rien ne réussit mieux , en pareil cas , que les préparations martiales. Le mars communique à la masse du sang , affoiblie et languissante , de l'énergie , relève l'action des forces vitales et remonte le ton du système absorbant.

Le fer réussit mieux en substance , que donné de toute autre manière. Baglivi , Hoffmann et plusieurs autres grands médecins sont , au reste , du même sentiment.

administra, qu'elle sortit de l'hôpital, le 3.e
jour du mois de juin de la même année,
plus forte et plus vigoureuse, qu'avant de
tomber malade.

QUATRIÈME OBSERVATION.

*De l'effet des scarifications non-sanglantes
dans un cas d'hydropisie ascito-anasarque,
déterminée par la suppression d'un flux
hémorroïdal très-considérable, qui existoit
depuis dix ans.*

Il y a douze ans que je fus appelé pour
secourir le nommé Marcel, fermier d'une
maison de campagne peu distante de Montpellier.

Cet homme âgé de 48 ans, d'une taille
haute et fluette, d'une constitution pi-
tuitoso-bilieuse, étoit attaqué, depuis sept à
huit mois, d'une hydropisie ascito-anasarque,
survenue peu de temps après la suppression d'un flux hémorroïdal très-considérable,
auquel il étoit sujet depuis près de dix

ans et qui se renouveloit cinq à six fois dans l'année.

Cette suppression avoit été occasionée par des remèdes, à coup sûr astringens et répercussifs, que lui donna un empirique qui lui avoit assuré une prompte guérison. Ce fermier mit à exécution ces remèdes avec tant d'exactitude et de confiance, qu'il avoit tenté inutilement bien des secours que lui avoient conseillés divers médecins, sans en obtenir l'effet qu'il désiroit, c'est-à-dire, sans voir cesser ce flux hémorroïdal.

Quelques mois après la cessation de ce flux, dont il se félicitoit d'être débarrassé, il se trouvoit lourd et pesant, sur-tout après avoir marché ou travaillé pendant quelques heures; la respiration devint un peu gênée; le ventre s'enfla; les urines coulèrent moins, elles étoient rouges, épaisses, et déposoient, au fond du vase, une matière terreuse, tantôt blanchâtre, tantôt rougeâtre; les extrémités inférieures se tuméfièrent, et il survint une soif qui l'obligeoit de boire souvent.

Las de lutter contre une foule de remèdes que lui avoient indiqués différentes
personnes de l'art, il se décida enfin à
me faire venir, par une suite de la confiance que lui avoit inspirée le curé du
lieu, dont j'étois le médecin.

Je trouvai ce malade si prodigieusement
enflé, que je le jugeai, presque de prime
abord, sans ressource.

Mais comme j'avois obtenu si souvent
des succès de la pratique des mouchetures, dans des cas qui me paroissoient
également désespérés, je n'hésitai pas à
tenter des scarifications à côté des genoux
et à la partie latérale et interne des cuisses.
J'eus l'attention de les faire courtes, légères
et superficielles, et de ne pas trop les multiplier, afin de le mettre à l'abri d'un écoulement trop considérable, qui est quelquefois suivi d'un effet funeste.

Il arriva cependant, malgré cette précaution, que les ouvertures fournirent
plus de sérosité en un jour, qu'il ne s'en
étoit amassé dans les mailles du tissu adipeux

pendant un temps assez long ; car trois draps en furent pénétrés dans l'espace de douze heures.

Ayant prévu, par la manière rapide avec laquelle les eaux ruisseloient le long des cuisses, que l'écoulement en seroit trop abondant et qu'il affoibliroit trop le malade, je recommandai à M. Berlandier, chirurgien du lieu de Pérols, de recourir aux bandages, si cet accident se déclaroit. Ce qu'il fit d'une manière très-méthodique, puisqu'il avoit soin de serrer graduellement les bandes circulaires, à mesure que les tumeurs des extrémités diminuoient.

Quoique les enflures eussent beaucoup perdu de leur volume, soit par les évacuations des eaux qui coulèrent pendant dix jours, et en plus petite quantité, depuis l'application des bandages, soit par l'association des apéritifs, des diurétiques et toniques, combinés sous bien des formes dont je décrivis l'ordre et le mode dans une consultation, je mandai à ce chirurgien, qui me donnoit souvent des nouvelles de l'état du malade, de réitérer encore les mouchetures, et de les faire avec toutes les précautions requises. Elles furent répétées quatre fois et avec un égal succès. Toutes les fois qu'on les mit en pratique, les évacuations d'urine furent même plus copieuses.

Peu à peu les enflures disparurent au point qu'il ne resta pas de trace de cette hydropisie ascito-anasarque dont je redoutois extrêmement les suites, lorsque je hasardai l'opération des mouchetures, que je ne regardois d'ailleurs que comme un moyen palliatif et auxiliaire.

Il est à propos d'ajouter ici que, bien que la santé de cet homme me parût assez affermie, je lui conseillai, le jour qu'il vint me remercier, d'user de quelques remèdes dont l'effet tendoit à rappeler le flux hémorroïdal, afin de se soustraire à la récidive de l'hydropisie, qui dérivoit probablement de ce principe.

Après quelques mois de l'usage des pilules toniques d'Anderson prises journellement, de quelques grains d'aloès succotrin administrés entre les tranches de la première cuillerée de soupe , et des frictions faites au fondement avec des coupons de laine , les vaisseaux hémorroïdaux parurent vouloir entrer en turgescence.

Je profitai des efforts de la nature, disposée à ramener cet écoulement.

En conséquence je fis appliquer , à différentes reprises , quelques sangsues sur les vaisseaux un peu tuméfiés , qui s'ouvrirent ensuite spontanément au bout de quelque temps.

Le flux ne s'établit , à la vérité , avec peine , qu'après plusieurs mois ; le retour de ses périodes ne fut même jamais bien marqué. Sa marche fut assez anomale et irrégulière , et la somme du sang moins considérable, qu'avant l'apparition de l'hydropisie.

Sans doute que cette maladie n'auroit pas fait des progrès aussi rapides, et n'auroit pas été aussi rebelle, si l'on avoit employé,

dans le principe, les remèdes propres à
rappeler cet écoulement.

CINQUIÈME OBSERVATION.

*De l'effet des scarifications non-sanglantes
dans un cas d'hydropisie ascito-anasarque,
venue à la suite d'une fièvre gastrique
bilieuse, imparfaitement jugée et compliquée d'œdème des poumons.*

L'on vint me chercher le 20 du mois
de septembre 1792 (*v. s.*) pour aller consulter la femme du nommé Jacques Avignon,
résidant à une maison de campagne,
connue sous le nom du Bose, distante de
deux myriamètres de Montpellier, sur le
chemin de Colombiers.

Il y avoit déjà deux mois qu'elle étoit
atteinte d'une hydropisie ascito-anasarque,
contre laquelle on avoit employé infructueusement beaucoup de remèdes. Cette
affection étoit survenue bientôt après la
terminaison d'une fièvre gastrique bilieuse
rémittente, dont le jugement ou la crise
avoit été sans doute imparfaite.

Quand j'entrai dans la chambre de cette malade, je la trouvai assise sur un fauteuil à côté de son lit, qu'elle étoit forcée de quitter souvent, soit pendant le jour et durant la nuit, par rapport à la gêne de sa respiration ; elle avoit la tête penchée sur la poitrine, portoit même le tronc un peu en avant et pouvoit à peine articuler quelques mots, tant la respiration étoit, dans ce moment, pénible et laborieuse.

A cette attitude seule, je jugeai qu'il y avoit une complication d'un œdème des poumons, qui rendoit encore la maladie plus grave et plus dangereuse.

Quoique le volume monstrueux de son ventre ne paroissoit laisser aucun doute sur l'existence de l'épanchement, je l'engageai à se remettre dans le lit, s'il lui étoit possible, et je la plaçai dans la situation la plus favorable, pour en faire l'exploration et m'assurer encore mieux, par-là, de la fluctuation ou ondulation des eaux.

Le corps de cette pauvre malheureuse,

à peine âgée de 28 ans , étoit si énormément enflé , qu'elle ne put exécuter que
lentement et péniblement les mouvemens
ordinaires pour se lever ; à peine pouvoit-
elle faire quelques pas , tant ses cuisses
et ses jambes étoient infiltrées ?

Ce ne fut même qu'à l'aide de sa sœur
et de son époux , autour du cou desquels
elle enlaça ses bras , qu'elle parvint à
se coucher , mais elle ne put rester que
quelques minutes dans la situation horizontale.

Le flot ou l'ondulation que l'examen du
ventre me fit promptement sentir , confirma
le jugement que j'avois déjà porté sur
l'existence de l'épanchement.

D'après le peu de succès qui avoit résulté
de l'emploi de divers moyens qu'avoient
sagement prescrits M. Barrau , son chirurgien
ordinaire , je pensai qu'il étoit temps de
recourir aux scarifications. La nature en
marquoit déjà la nécessité , puisqu'il existoit
plusieurs points luisans à la partie supérieure des jambes.

D'ailleurs la difficulté de respirer étoit si laborieuse, qu'elle inspiroit des craintes prochaines pour quelque métastase ou épanchement dans la poitrine, que j'avois vu s'opérer plusieurs fois d'une manière brusque et soudaine.

L'ensemble de ces considérations me détermina à faire incontinent de légères mouchetures sur cette partie des jambes où la peau étoit fine, amincie et prête à se fendre ; ce qui changea très-favorablement la face des choses.

Car la nuit de ce même jour, les ouvertures fournirent tellement, sans cependant procurer aucune foiblesse, que la respiration devint moins pénible.

C'est, depuis ce moment, que l'évacuation des urines se rétablit, et elles furent même si abondantes, que les enflures diminuèrent sensiblement.

Les différens remèdes que j'indiquai alors, joints à d'autres mouchetures que le chirurgien Barrau répéta, par mon conseil, opérèrent un si heureux effet, que dans l'espace de trois semaines il ne resta pas trace d'infiltration, ni d'engorgement des jambes.

On cessera d'être étonné d'une cure aussi prompte et aussi heureuse, quand on apprendra que la malade rendoit, dans l'espace de vingt-quatre heures, quatre pintes d'urine environ, quoiqu'elle ne prît, par jour, que deux verres d'un apozème apéritif et un seul verre de tisane.

Quatre jours après l'opération des mouchetures, qui ne présentèrent jamais aucun point de rougeur érysipélateuse, elle fut entièrement délivrée de cette soif importune qui la tourmentoit vivement.

Enfin, cette femme que je désirois ardemment de revoir, se rendit, après la disparition complète des enflures, à Montpellier, avec d'autant plus d'empressement, qu'elle éprouvoit depuis quelques jours de petits accès de fièvre quarte, qui étoient assez communs dans les environs de l'endroit bas et marécageux qu'elle habitoit.

Il étoit si important de les fixer, que, si malheureusement ils eussent traîné en longueur, il y auroit eu lieu de craindre qu'ils n'eussent déterminé le retour de l'hydropisie, et avec d'autant plus de facilité, que le système lymphatique et cellulaire avoit été naguères si extraordinairement affoibli.

Aussi, en lui conseillant de quitter pendant quelque temps son habitation et d'aller respirer l'air des montagnes, je lui prescrivis des fébrifuges mariés avec les toniques et les martiaux, qui dissipèrent aisément ces accès et achevèrent de rendre à la fibre sa force oscillatoire.

Elle suivit ponctuellement cet avis, qui lui fut encore si salutaire, que lorsqu'elle vint me témoigner, à son retour, les sentimens de sa reconnoissance, j'eus peine à la reconnoître, tant elle avoit de fraîcheur et d'embonpoint.

SIXIEME OBSERVATION.

De l'effet des scarifications non-sanglantes dans un cas d'hydropisie anasarque, déterminée par une perte de sang très-considérable, venue à la suite d'un avortement.

Peu de temps après une fausse couche que l'épouse de M. Blanchard, ingénieur du département de l'Hérault, fit, il y a près de quinze ans, elle essuya, pendant quelques mois, une perte de sang si considérable, qu'il en résulta une hydropisie anasarque, qui déjoua les secours les plus énergiques et bien administrés sous toutes les formes durant l'espace de trois mois.

Dans le temps que son médecin ordinaire étoit absent, je fus appelé pour soigner cette jeune dame, âgée de 26 ans, que je trouvai étendue sur une chaise longue, pouvant à peine mouvoir ses membres dont l'enflure étoit prodigieuse.

Elle avoit la figure si tuméfiée, qu'il

étoit impossible de reconnoître ses traits presque tous déformés.

Le ventre étoit très-soulevé, très-volumineux; mais l'exploration la plus exacte et souvent réitérée ne présenta jamais aucun flot bien sensible.

Les urines couloient peu, elles étoient rougeâtres et briquetées.

En outre, la soif et la toux l'importunoient vivement, sur-tout dans la nuit où sa respiration devenoit si courte et si précipitée, qu'elle étoit quelquefois près de suffoquer.

Une situation aussi déplorable m'inspira de justes craintes pour ses jours dont je ne pouvois pas me flatter de prolonger long-temps la durée, tant j'étois persuadé d'en voir bientôt finir la trame.

Sans faire ici l'énumération des divers remèdes que je mis successivement en usage pour éloigner le coup fatal, je me bornerai à dire qu'après avoir passé en revue ceux qui passent pour les plus efficaces, je voulus bien encore souscrire aux désirs des parens qui me proposèrent certains médica-mens accrédités par une routine aveugle, qui ne cesse jamais d'en faire sonner bien haut les prétendus succès.

Après tant de tentatives infructueuses, il ne me restoit d'autres espérances que dans la pratique des mouchetures, que M. Estor, alors Professeur en chirurgie de l'École pratique, fit, sous mes yeux, à la partie latérale et interne des cuisses, et à côté des malléoles dont le tissu de la peau étoit si amincie, qu'il sembloit prêt à s'ouvrir.

Les eaux en découlèrent en si grande abondance, qu'elles mouillèrent, le même jour, plus de vingt-quatre serviettes dont on se servit tour à tour pour envelopper les extrémités inférieures, qui étoient con-tinuellement dégouttantes.

Le lendemain de cette manœuvre, la malade et sa famille furent fort étonnés de voir que les enflures avoient considérablement diminué , et que les urines étoient copieuses.

Ces différentes évacuations, loin d'affoiblir les forces, sembloient les relever ; aussi l'application des bandages fut absolument inutile.

On répéta les mouchetures le 7.e jour, à la partie moyenne des cuisses. L'écoulement se soutint pendant quelque temps , et quoique abondant , il n'entraîna jamais de foiblesse , et ne décida pas même de rougeur érysipélateuse.

Peu à peu tous les couloirs se r'ouvrirent ; les urines , les selles reprirent presque leur cours naturel , après l'administration de quelques diurétiques et apéritifs.

Ce fut , enfin , au bout d'un mois , que cette hydropisie céda entièrement. Il ne resta des vestiges d'empâtement que sur le cou des pieds et le trajet des malléoles.

Pour en avancer la guérison , j'indiquai alors les martiaux et les toniques dont l'effet tend directement à réveiller la force oscillatoire du système vasculaire, et à ranimer les mouvemens des humeurs.

Le quinquina, le cassia lignea, la rhubarbe, l'oxide noir de fer ou l'œthiops martial, la poudre anti-cachectique d'Hermann et la teinture de mars de Ludovixe furent les moyens auxquels je donnai la préférence, et que je combinai sous des formes différentes.

Les frictions aromatiques, pratiquées, matin et soir, sur la colonne vertébrale et les extrémités, ne furent pas négligées. Elles aidèrent, sans contredit, à exciter le ton des vaisseaux.

On sait que l'usage journalier des frictions tend à rappeler la tonicité de l'organe cellulaire, des membranes séreuses (1) et du système absorbant, dont la texture et les fonctions sont les mêmes et la connexion si évidente.

____

(1) Voyez la dissertation sur les membranes et sur leurs rapports généraux d'organisation, par Xavier Bichat ; elle est insérée dans les mémoires de la société médicale d'émulation, tom. II, pag. 371.

Je ne terminerai pas cette observation, sans ajouter encore que, dès que les forces de la malade lui permirent de faire quelques pas dans sa chambre, appuyée sur des béquilles, je l'engageai à répéter plusieurs fois, dans la journée, cette espèce de promenade.

Il est incontestable que l'exercice est, dans ces sortes de cas, un secours très-efficace, pour remonter le ton du système entier des forces vitales. S'il est pris en plein air, et sur-tout à la campagne où l'atmosphère est plus pure, plus salubre, il concourt plus favorablement à redonner de la vigueur au corps, trop affoibli par la longue durée de la maladie.

La santé de cette jeune et intéressante dame, que j'eus occasion de revoir, deux ans après, à Sette, où son mari fait sa résidence, étoit alors si bien affermie, qu'elle n'avoit jamais été aussi fraîche et aussi colorée, quoique, depuis sa guérison, elle fût encore devenue mère d'un bel enfant qu'elle allaitoit.

SEPTIEME OBSERVATION.

*De l'effet des scarifications non-sanglantes
dans un cas d'œdème des poumons, venu
à la suite de l'asthme et d'une fièvre
muqueuse rémittènte hémiplégique.*

Mad^{lle}. Galabert, âgée de 75 ans, d'un tempérament foible et délicat, sujette, depuis quelques années, à des suffocations qu'elle regardoit, avec juste raison, comme le signe précurseur de l'asthme, qui étoit héréditaire dans sa famille, s'aperçut, peu de temps après la terminaison d'une fièvre muqueuse rémittente de mauvais génie qui éclata par une hémiplégie, que ses bras et ses mains étoient un peu enflés, et que les étouffemens se renouveloient plus fréquemment et qu'ils étoient même de plus longue durée.

Pour prévenir le développement ultérieur de l'œdème des poumons ou de l'hydropisie de poitrine, dont l'annonce étoit déjà marquée par une légère bouffissure du visage, et la rareté des urines hautes en couleur, ce qui n'est que trop communément la suite de l'asthme, je lui fis ouvrir de suite un cautère, et l'assujettis aux remèdes propres à empêcher la progression de cette maladie, qu'il est si difficile de guérir, à l'âge où se trouvoit alors la malade.

Le mal empirant, néanmoins, de jour en jour, malgré l'exhibition des moyens les plus énergiques dont l'expérience a constaté l'efficacité, je jugeai qu'il falloit profiter du moment favorable que signaloit la nature, pour mettre en pratique les scarifications; car la tuméfaction des bras et des mains étoit énorme, et la peau offroit, en différens endroits, des lignes ou sillons presque entr'ouverts.

Ce fut précisément sur ces points, que je recommandai à M. Bourquenod, chirurgien ordinaire de cette malade, et si avantageusement connu, de faire de petites mouchetures, qui réussirent au gré de nos désirs.

Comme ces petites ouvertures se fermoient quelquefois, le même jour, j'en répétai

moi-même la manœuvre, toutes les fois que
la difficulté de respirer s'aggravoit et que
les urines couloient peu.

Car il est à remarquer que ce simple
procédé augmentoit tellement le cours des
urines, que les personnes, attachées au
service de cette vieille fille, étoient sur-
prises de la quantité qu'elle en rendoit
toutes les nuits.

Il s'opéra un changement si heureux dans
sa situation, que peu de temps après,
se trouvant délivrée de toute enflure et
de toute oppression, elle voulut infiniment
suspendre les remèdes toniques que je lui
avois indiqués, dans l'intention de fortifier
le système lymphatique et de s'opposer à
la récidive de l'hydropisie, trop susceptible
de se reproduire, sur-tout, dans cette période
de la vie, et dont la cure est presque toujours
alors impossible.

Mais cette affection qui ne tarda pas à
reparoître, amena alors des enflures aux
extrémités inférieures, qui firent des progrès
si rapides, que, dans moins de huit jours,

les jambes et les cuisses furent d'une grosseur prodigieuse.

Les mouvemens de la respiration s'exé- cutèrent alors péniblement ; elle étoit si op- pressée, qu'elle ne pouvoit plus garder le lit, et il lui sembloit, à chaque instant, qu'elle touchoit à son heure dernière.

Elle rendoit à peine, dans l'espace de vingt-quatre heures, un verre d'urine.

Dans ce triste état des choses, je crus qu'il n'étoit rien de plus convenable, que de hasarder les mouchetures, à titre seul de palliatif, ou de secours capable de prolonger un peu plus le reste de ses jours, qui étoient près de s'éteindre.

Je pratiquai, en conséquence, quelques points de mouchetures à la partie moyenne et interne des cuisses, et à côté des genoux.

Le lendemain de cette opération que j'avois fait précéder d'un purgatif tonique, l'éva- cuation des eaux qui avoient ruisselé toute la nuit, améliora sensiblement l'état de la malade.

Elle rendit des urines épaisses et blanchâtres, ensuite citrines et très-abondantes, au point que, d'heure en heure, elle en remplissoit un grand verre.

Elle se soumit alors à exécuter ponctuellement tous les remèdes que je crus nécessaires, et sur l'usage desquels elle insista, pendant les quatre mois que dura cette maladie.

Ce qu'il y a de remarquable, c'est que les scarifications, bien que multipliées et répétées très-souvent, ne présentèrent qu'une légère rougeur érysipélateuse, qui se dissipa aisément par le moyen des compresses trempées dans l'infusion de fleur de sureau, animée avec un filet d'eau-de-vie.

A la voir, six mois après sa guérison, faire les honneurs d'un dîner, qu'elle donna à ses amis et ses proches, dans sa maison de campagne, on n'auroit jamais pu se persuader qu'une personne d'un âge aussi avancé et qui avoit couru les plus grands périls, eût triomphé d'une si terrible maladie et pût jouir d'une santé aussi florissante.

HUITIÈME OBSERVATION.

De l'effet des scarifications non-sanglantes dans un cas d'hydropisie ascito-anasarque, compliquée d'œdème des poumons.

Je fus appelé le 15 du mois d'août 1792, à Cournonsec, village distant de Montpellier de trois myriamètres environ, pour consulter M. Cambon, âgé de 60 ans, qui avoit alors une fièvre gastrique catarrhale bilieuse, laquelle portoit spécialement son impression sur la poïtrine et étoit compliquée d'un œdème des jambes qu'accompagnoient la gêne de la respiration et la rareté des urines.

Les divers remèdes que je lui prescrivis, le délivrèrent, au bout de 21 jours, de cette fièvre gastrique catarrhale, mais non pas de l'enflure des jambes qui s'accrut même, de jour en jour, et étoit beaucoup plus considérable le soir.

Les urines devinrent aussi plus rares et elles déposoient un sédiment briqueté.

Il survint une oppression et une toux qui détachoit parfois des crachats épais et muqueux.

Le visage ne tarda pas à se bouffir, ainsi que les mains, ce qui me fit entrevoir des craintes pour une hydropisie de poitrine.

Nonobstant l'emploi des purgatifs, des diurétiques, des apéritifs, combinés avec les toniques et les martiaux que réclamoient impérieusement la foiblesse du système vasculaire et l'atonie des organes digestifs, dont les fonctions étoient bien dérangées, il fût impossible d'arrêter la marche de la maladie qui se compliqua, même alors, d'une ascito-anasarque, que la fluctuation et l'en—flure générale de tout le corps mirent en évidence.

Lorsqu'il fut arrivé à Montpellier, où je le sollicitai vivement de se rendre, depuis près de deux mois, je fus frappé de la grosseur énorme de ses jambes qui conservoient encore des traces de rougeur érysipélateuse dont elles s'étoient couvertes spontanément, trois semaines auparavant. Il avoit également les cuisses prodigieusement tuméfiées et le ventre extrêmement soulevé et très-volumineux.

Cette complication de maux me fit porter un pronostic funeste, que je ne célai point à son épouse justement alarmée des étouffe-mens qu'éprouvoit son mari, sur-tout, dans la nuit ; car il étoit obligé d'en passer la plus grande partie, sur un fauteuil, la tête penchée en avant et appuyée sur ses mains.

Sans doute que je n'aurois pas hésité à tenter les scarifications, dans cet état bien déplorable, si je n'eusse été fortement retenu par ce reste de rougeur érysipéla-teuse que présentoient encore les jambes, et qu'auroient assurément aggravé les mou-chetures qui déterminent même alors fa-cilement la gangrène.

L'appréhension bien fondée de ce terrible accident, jointe à l'âge du malade et à l'état de foiblesse où il étoit réduit, me fit sus-pendre cette opération, que la prudence ne me permettoit d'entreprendre , que lorsque les taches de rougeur seroient entièrement effacées.

Forcé donc à me replier sur d'autres moyens capables de ralentir, s'il étoit possible, la marche d'une maladie , dont les progrès sont souvent si rapides , j'en revins à des diurétiques et des apéritifs , encore plus puissans , que je mariai avec les toniques et les martiaux, ayant soin d'interposer, de temps en temps , quelques purgatifs toniques, dans l'intention de diminuer une diarrhée opiniâtre qui persistoit, depuis l'invasion de ce mal, et qui ruinoit journellement les forces.

Pour combattre ce dernier accident qui étoit, sans contredit, fort redoutable , je prescrivis une mixture tonique et apéritive, à la dose d'une cuillerée à bouche de quatre en quatre heures , laquelle ne contribua pas peu certainement à remonter le ton des organes digestifs, et à diminuer en conséquence les évacuations alvines.

Sa préparation consiste à faire bouillir ,

l'espace d'une demi-heure , dans 12 onces d'eau , deux drachmes de rapure de santal citrin , une drachme d'écorce de cascarille, autant d'écorce d'orange amère et demi-gros d'ipécacuanha. Il convient d'associer à la colature deux drachmes de teinture de mars de Ludovixe. De ce mélange , dont j'ai eu toujours à me louer , dans des conjectures pareilles , et dont l'action tend à fortifier principalement le système digestif et le système absorbant , résultèrent des effets si heureux , que, 5 à 6 jours après son usage, le malade rendit des matières un peu plus liées , qui acquirent enfin de la consistance , devinrent moulées, et presque semblables à celles qu'il évacuoit dans l'état de santé.

Avouons pourtant que le calmant tonique qu'il prenoit tous les soirs et qui étoit composé d'un grain de laudanum et d'un grain d'ipécacuanha , incorporé dans la conserve de kinorrodon , coopéra peut-être aussi à mettre fin à ce flux diarrhoïque.

L'association de tous ces divers moyens amena un changement un peu favorable , puisque la diarrhée ne reparut plus , et

que les jambes ne montroient aucun vestige
de rougeur érysipélateuse.

Mais comme les enflûres étoient toujours
les mêmes, et que l'excrétion des urines
n'étoit pas plus copieuse, je jugeai qu'il
étoit temps d'en venir aux scarifications
qu'indiquoit l'amincissement de la peau fine,
luisante, dans différens points des extrémités
inférieures, et notamment sur le prépuce
qui étoit si boursouflé, qu'il avoit presque
la forme d'un artichaut, de manière que
le gland s'étoit perdu et caché sous le bourlet
qu'elle présentoit. Sa forme vicieuse gênoit
tellement l'issue des urines, qu'elles ne
pouvoient couler que goutte à goutte.

Au moment que j'allois faire mettre en
pratique les scarifications, je m'aperçus,
le premier, que le linge qui enveloppoit
la jambe gauche, énormément plus grosse
que la droite, étoit bien mouillé, et
jugeant qu'il s'étoit élevé quelque vessie,
je m'empressai d'enlever les linges, et je
découvris aussitôt, sur la partie moyenne
de la jambe gauche, une légère fente d'où

suintoient , à chaque instant , de grosses gouttes d'eau.

Aussi, sans différer davantage, nous décidâmes , avec M. Estor , qui avoit été appelé en consultation , de faire quelques mouchetures bien superficielles, tout proche de la feute.

Leur effet fut si frappant , que le malade rendit plus d'urines , durant la nuit qui suivit le jour de l'opération , qu'il n'en avoit rendu dans 15 jours ; il fut si pénétré de joie , qu'il défendit qu'on les jetât , afin que je fusse témoin moi-même de ce phénomène qui me surprit à la vérité, quoique accoutumé à voir augmenter le cours des urines , le lendemain de cette manœuvre.

On auroit peine à croire que ce malade , qui versoit à peine , depuis près de trois mois , dans l'espace de vingt-quatre heures, un petit verre d'urine, en remplit cette nuit trois grands pots, si nous n'en avions été , M. Estor et moi , témoins oculaires.

Trois jours après , les scarifications étant

prêtes à se cicatriser, il nous parut convenable de les pratiquer à chaque côté du prépuce, et de les réitérer même, dans quelques jours.

Nous enveloppâmes, en même temps, le prépuce des linges trempés dans un vin aromatique, afin de lui redonner le degré de force et d'énergie naturelle qu'il avoit perdu, et le mettre, par-là, à l'abri d'une nouvelle infiltration.

C'est une chose bien digne de remarque que, depuis la première opération des mouchetures, les urines ne cessèrent pas de couler avec profusion, que l'enflure des extrémités inférieures décrut considérablement, que le ventre perdit beaucoup de son volume et que le bourlet des hanches s'effaça entièrement, ainsi que l'engorgement des mains.

Le symptôme qui fut le plus rebelle, le plus opiniâtre et qui fatiguoit le plus le malade, c'étoit la toux, qui persista presque, avec la même intensité, quoique la respiration ne fût plus aussi pénible et laborieuse.

Pour calmer cet accident qui , joint encore à un reste de gêne dans les mouvemens de l'acte de la respiration, dénotoit que les poumons n'étoient pas entièrement dégagés , je substituai au petit-lait geniévre et cloporté que répugnoit son estomac, l'apozéme suivant, dont Quarin a si justement célébré les avantages , soit pour appaiser les secousses et les agitations de la toux qui se renouvelle par quinte , soit pour provoquer la sécrétion et l'excrétion des urines.

On prépare cet apozéme , en faisant bouillir, pendant un quart-d'heure, dans deux pintes d'eau, deux onces de racine et feuilles de taraxacum ou pissenlit, et une once de racine d'althæa ; après avoir retiré le pot du feu , on y laisse infuser , durant six heures , trois drachmes de fleurs de camomille, une drachme et demie de scille et une once de suc de réglisse ; on ajoute à la colature six drachmes d'oximel scillitique et autant de sirop d'althæa de Fernel.

Ce fut par l'usage soutenu de ce remède
dont le malade prit une petite tasse, de
deux en deux heures, que la toux, la difficulté de respirer et les enflures disparurent presque totalement.

A cette époque, j'augmentai la dose des
toniques et des ferrugineux, qui servent
à exciter le ton du système absorbant, et
à s'opposer par conséquent au retour des
enflures.

M. Cambon, touchant presque à sa guérison
et fatigué, sans doute, de trois mois consécutifs de remèdes, se détermina à re-
tourner dans son pays ; il crut pouvoir
se dispenser de s'assujetir encore à quelques
moyens que je lui avois expressément recommandés, dans une consultation que je
lui avois remise, afin de le mettre à l'abri
de quelque autre accident.

Peut-être que ces nouveaux secours, et
sur-tout l'ouverture d'un cautère qu'il refusa constamment, auroient pu le garantir
de l'attaque d'apoplexie dont il fut frappé
brusquement, un mois après son retour,

et qui , malgré toutes les ressources de l'art (1) , le conduisit au tombeau.

NEUVIEME OBSERVATION.

De l'effet des scarifications non sanglantes dans un cas de menace d'hydropisie de poitrine , et peut-être même de celle du péricarde compliquée d'anasarque.

La fille du nommé Baumés , agriculteur, demeurant au Courreau, (2) à peine

______

(1) Peut-être me reprochera-t-on l'exactitude, presque minutieuse , avec laquelle j'ai noté jusqu'aux moindres symptômes survenus dans cette maladie , et jusqu'au détail des divers moyens successivement employés? Mais ne sait-on pas que, pour arriver à une connoissance parfaite du diagnostic et atteindre le but de la guérison , tout doit être scrupuleusement recueilli dans l'observation des maladies? Baglivi , dont le témoignage est d'un assez grand poids , a trèsbien exprimé cette vérité, qu'aucun homme de l'art ne devroit ignorer : *Cæterum* (dit-il) *nil magis ad veritatem axiomatum conducit quam exacta ac prorsus austera symptomatum omnium , ut ut malorum ut ut vitium , ac pene inutilium in morbo observatorum descriptio.* Prax. med., lib. II, fol. 176.

(2) Si j'ai pris à tâche de désigner , dans le cours

âgée de 18 ans, étoit soumise, depuis plus de deux mois, à des remèdes qu'elle prenoit avec la plus scrupuleuse exactitude, dans la vue de se délivrer des enflures qui occupoient toute l'habitude du corps, et que son médecin ordinaire attribuoit à une vomique.

Elle se plaignoit, à la vérité, d'une forte palpitation de cœur, et d'une si grande difficulté de respirer, qu'elle ne pouvoit quelquefois prendre haleine, que lorsqu'elle

---

de cet ouvrage, le nom, prénom, âge, profession et demeure des personnes qui ont fait le sujet de mes observations, c'est pour réduire au silence certains sceptiques, qui ont osé élever des doutes sur la certitude de quelques faits, qu'un auteur moderne a consignés dans un écrit qui n'est pas revêtu, à la vérité, de tous ces caractères.

Sans doute que cette censure, injustement adressée à un praticien estimable (le docteur Chrestien) dont la véracité et la bonne foi sont généralement connues, est le fruit de l'envie qu'excitent ses talens et la confiance publique dont il est investi, et que ses détracteurs ambitionneront long-temps, sans pouvoir probablement la conquérir.

portoit le tronc en avant, et qu'elle avoit les mains appuyées sur le dossier d'une chaise placée devant ses genoux. Souvent elle étoit réveillée en sursaut dans la nuit, par des battemens de cœur très-précipités.

Mais cette gêne de la respiration n'étoit accompagnée ni de toux, ni d'expectoration.

Elle avoit la face bouffie, les mains enflées.

Les urines étoient rares, et elles déposoient un sédiment épais et briqueté.

Tel étoit l'état lamentable de cette jeune personne, qui offroit des signes bien caractéristiques d'un œdème de poumons ou d'hydropisie de poitrine et d'anasarque, quand je la vis pour la première fois.

C'étoit en vain qu'elle avoit usé long-temps des incrassans, des mucilagineux, des détersifs, des vulnéraires, des balsamiques, et notamment du lait coupé avec l'infusion de lierre terrestre.

C'étoit envain qu'on avoit fait précéder
ces remèdes, d'une saignée au bras et de
l'application des sangsues aux malléoles,
dans l'intention de rappeler l'écoulement
des règles supprimées depuis l'invasion de
la maladie.

Sans me permettre aucune réflexion sur
la nature d'un traitement qui paroissoit peu
afférent au caractère de cette affection,
dont il étoit essentiel de prévenir le développement ultérieur, je dirai que je m'écartai
entièrement de cette route, et que je pris
la voie qui conduisoit à rappeler le cours
des urines, à ouvrir le ventre, à relever
l'action des fibres et à calmer l'état nerveux.

Partant de ces données, je prescrivis incontinent une mixture préparée avec un gros
de confection d'hyacinthe, un gros d'acétite
de potasse (terre foliée de tartre), quatre
grains de diagrède, une once d'oximel scillitique, vingt gouttes de liqueur minérale
d'Hoffmann, deux onces d'eau de fleur
d'orange et deux onces d'eau de genièvre.

A cette potion, qu'elle prit par cuillerée,

de demi-heure en demi-heure, je fis succéder le lendemain le mélange d'une drachme de poudre cornachine, de quinze grains de rhubarbe et de demi-gros d'extrait de genièvre, dans quatre onces d'eau de fenouil. Il en résulta trois selles qui soulagèrent la malade.

Elle fit ensuite usage des apozèmes apéritifs et du vin scillitique genièvre, distribué à la dose de trois cuillerées dans la journée.

Depuis quatre jours que cette fille prenoit régulièrement les nouveaux remèdes dont j'avois eu tant à me louer dans des affections pareilles, il me paroissoit surprenant que les accidens n'eussent pas changé. Je me disposois même déjà à changer de batterie, lorsqu'elle tomba tout à coup dans une attaque qui sembloit devoir la priver bientôt de la vie.

A peine pouvoit-elle respirer, la palpitation de cœur étoit très-violente, elle s'accompagnoit du hoquet. Les doigts sautilloient continuellement ; le pouls étoit effacé, et la face et le cou énormément enflés. Il y avoit, en outre, perte de la parole et un foible reste de connoissance.

Je cherchai à repousser un péril aussi imminent , par l'application des sinapismes appliqués à la plante des pieds, des vésicatoires derrière les oreilles, et par une potion cordiale et anti-spasmodique , capable de ranimer l'action vitale presque éteinte , et de calmer ces contractions nerveuses dont la dominance n'étoit pas équivoque.

Ce ne fut que quatre heures après l'emploi de ces divers secours , que cette infortunée reprit l'usage de la parole , que le pouls se releva , que la figure s'alluma même un peu; elle poussa une selle et elle urina même plus qu'elle n'avoit fait dans toute la journée.

Cet état apparent d'amélioration se soutenant quelques jours , il me parut alors à propos de tenir le ventre un peu plus libre, par le moyen de la combinaison de 4 grains de scille, de douze grains de sel de nitre (nitrate de potasse) , vingt grains de crème de tartre (tartrite acidule de potasse) et six

grains de rhubarbe , délayée dans deux onces
de tisane ordinaire.

Ce mélange décida plusieurs évacuations
alvines, mais n'augmenta pas le cours des
urines , qu'il provoque pourtant ordinairement.

Malgré tout cet appareil de remèdes, les
enflures des extrémités grossissoient de jour
en jour, et à mesure qu'elles faisoient des
progrès, la peau s'amincit sur-tout à côté
des malléoles ; elle devint si luisante , et
si disposée à s'ouvrir, que je mis à profit
cette invitation de la nature , pour faire
pratiquer des scarifications sur cette partie
et sur le cou des pieds prodigieusement
tuméfiés.

Quelque courtes , légères et superficielles
que j'eusse recommandé au chirurgien de
les faire , peut-être qu'il les fit un peu
plus longues et plus profondes que je ne
le désirois ; car l'eau s'échappa ce jour
même, en si grande abondance , que le pavé
en fut inondé , quoique les jambes fussent
enveloppées de serviettes.

Mais comme cet écoulement ne fut suivi d'aucune foiblesse, et qu'il paroissoit au contraire très-salutaire, je regardai comme inutile l'application même des bandes circulaires.

Lorsque les ouvertures de la jambe gauche furent prêtes à se fermer, je fis scarifier les malléoles de la jambe droite, qui fournirent dix jours environ, après lesquels les enflures des cuisses et des jambes s'étoient presque totalement dissipées, de même que celles des bras et des mains. Le volume du ventre diminua considérablement et le bourlet des hanches s'effaça presque entièrement.

Il parût, le troisième jour après l'opération des premières mouchetures, une rougeur érysipélateuse, qui partit d'abord de la malléole gauche, et s'étendit peu à peu sur tout le trajet de la jambe.

Sur le soir du quatrième jour, il se montra plusieurs points noirâtres, à l'endroit où le médecin qui m'avoit précédé, avoit fait appliquer les sangsues. Ces points ne tardèrent pas à serper , de manière qu'ils couvrirent bientôt une partie de la jambe.

On combattit cet accident par des compresses trempées dans l'infusion de fleur de sureau, animée avec l'eau-de-vie camphrée et renouvelées trois fois par jour.

Cette application , jointe à un purgatif qui opéra très-bien , mit bientôt fin à cette efflorescence érysipélateuse , mais ne put point empêcher le développement de la gangrène , qui , dans l'espace de six jours , forma une plaque noire , de la largeur de la paume de la main.

Dès ce moment, nous mîmes en œuvre, de concert avec le chirurgien Maury , qu'on appela à cette époque, tous les moyens recommandés en pareil cas. Deux fois par jour , on bassina la plaie avec la décoction de quinquina , qui fut aussi prescrit en substance dans le petit-lait apéritif. On fit très-régulièrement les pansemens avec des plumasseaux chargés de l'onguent de styrax mêlé avec le baume d'arcéus et animé, de temps en temps, avec la teinture de myrrhe. On fut même obligé de scarifier légèrement, afin de faciliter la chute de l'escarre.

A l'aide de tous ces moyens, la plaie prit bientôt une belle couleur , les chairs devinrent rouges et grenues, bien qu'il s'élevât, par intervalle, soit du centre de la plaie , soit des bords, quelques points mous et fongueux, qui furent attaqués par la pierre infernale qui les détruisit absolument.

Je ne dois pas passer sous silence que le cours des eaux ne fût jamais plus abondant , que durant le règne de la gangrène (1) , et qu'il fût même nécessaire ,

----

(1) Je ne puis me défendre de relater sommairement, à ce sujet , l'observation d'une fille de la charité, qui lutte , depuis près de 15 ans , contre une hydropisie peut-être enkistée des ovaires , qui a déjoué, jusqu'à présent, toutes les ressources de l'art.

La sœur Geneviève, attachée à l'emploi de phar-

pour en modérer l'écoulement, de bander
la jambe avec un circulaire. Il est bon de

---

ancienne dans l'hospice civil, présenta tous les
signes d'une hydropisie, qui paroissoit plutôt enkistée ou
anéique, qu'ascite. Cette maladie étoit survenue quelque
temps après la disparition de plusieurs plaques dartreuses,
disséminées sur divers points du corps, et dont elle voulut
absolument se délivrer, sans prendre la précaution
de se faire ouvrir auparavant un cautère, quoique
cette affection herpétique datât depuis long-temps.

Après avoir subi plusieurs opérations de la paracentèse, qui suspendoit, à la vérité, les douleurs qu'elle
éprouvoit dans le bas-ventre, lorsqu'il devenait trop
volumineux, l'engorgement des jambes qui jadis étoit
très-peu marqué, s'accrût enfin tellement, qu'il lui
fût ensuite impossible de se traîner même appuyée
sur des béquilles.

Cet état l'affligea si profondément, qu'elle céda sans
peine à l'avis d'un homme de l'art qui lui proposa,
pendant mon absence, l'application des vésicatoires
aux gras des jambes, dans la vue de donner une
prompte issue aux eaux qui infiltroient le tissu rugueux
de ces extrémités.

L'événement répondit, à la vérité, à son attente;

noter que le suintement diminuoit à pro-
portion que la gangrène disparoissoit, et

---

les eaux en découlèrent abondamment durant plusieurs
jours, et elles ne versèrent jamais avec plus de profusion que pendant le temps que dura la gangrène
des jambes, qui apparut bientôt après l'application
des mouches. Il s'en éleva une odeur fétide, qui
ne ralentit cependant pas, les soins et l'attention de
M. Dazet, chirurgien interne de cette maison, lequel
est bien digne de la confiance qu'il inspire.

Il suit donc encore de cette observation que la
gangrène tourne quelquefois au salut des hydropiques,
puisque c'est depuis le moment de son apparition, que
le fluide aqueux s'échappa, avec plus d'abondance,
des mailles du tissu cellulaire ; que les enflures disparurent, pour quelque temps, et que cette fille, recommandable, à tant de titres, reprit l'exercice de ses
fonctions, qu'elle continue encore aujourd'hui, malgré
le dépérissement de ses forces.

Pour prouver encore les heureux effets de la gangrène,
qui se déclare quelquefois à la suite des scarifications
non-sanglantes, pratiquées dans quelques cas d'hydropisie, je dois aussi signaler le fait suivant.

La femme du nommé Blanc, boulanger, restant

que presque toutes les enflures se dissipèrent avec elle.

à la rue de la Barralerie , naturellement grasse , re-
plète et surchargée d'embonpoint , tomba , quelque
temps après la crise incomplète d'une fièvre pituiteuse
rémittente de mauvais génie , dans un état de ca-
chexie et de bouffissure très-prononcée dans les extrémités inférieures.

Nonobstant l'emploi journalier des moyens les plus
propres à s'opposer à la progression des enflures ,
l'anasarque se déclara.

Les cuisses et les jambes acquirent bientôt une
telle tuméfaction , qu'il ne fût plus possible à la malade de les mouvoir.

Comme il se manifesta , à cette époque , de petites
vessies ou phlyctènes vers le milieu de la jambe
gauche , nous profitâmes , avec M. Bourquenod , qui
lui donnoit également ses soins , de cette excitation
de la nature , pour mettre en pratique les scarifications
non-sanglantes. Il les fit en conséquence à une certaine
distance de l'apparition des vessies qui s'ouvrirent
spontanément.

L'heureux effet qui en résulta , nous porta à en

Enfin, au bout de deux mois, la cicatrice de la plaie étoit sur le point de s'opérer complétement, lorsque je vis à regret la jambe redevenir œdémateuse.

Pour prévenir la récidive de l'hydropisie qu'il est presque impossible alors de guérir (1).

---

réitérer la tentative, qui fût toujours suivie d'un égal succès.

Mais la guérison ne s'opéra complétement, qu'après l'insurrection de la gangrène, qui attaqua les premières vessies qui s'étoient crevées naturellement.

Ce ne fut que par l'abondance des eaux qui sortirent par ces larges ouvertures et par la suppuration de ces plaies gangréneuses, combattues par les remèdes les plus convenables, que nous vîmes disparoître et l'anasarque et la gangrène.

(1) L'observation prouve qu'on ne doit plus fonder des espérances sur les secours de l'art, pour la cure de l'hydropisie, chez les sujets foibles, épuisés, lorsque la maladie se renouvelle après une intermission plus ou moins longue. Hippocrate nous en a averti, en

Je répétai de nouveau les purgatifs, les apéritifs, les toniques et les martiaux combinés sous toutes les formes.

L'œdème des jambes céda bien encore à ces secours; mais le ventre, dont l'exploration avoit découvert des embarras sur le mésentère, grossit alors de jour en jour et reprit le volume presque ascitique.

Présumant, peut-être avec juste raison, que cette récidive étoit sous la dépendance de ces engorgemens abdominaux, je leur opposai le suc des plantes savonneuses, armé de la vertu fondante de l'acétite de potasse et des pilules qui avoient pour base la gomme ammoniaque, le savon blanc, la scille, la rhubarbe, dont j'ai décrit ailleurs la formule, etc. (1).

---

ces termes : « Toute hydropisie qui se renouvelle » après sa guérison, annulle toute espérance. » (Coac. 460).

(1) Voyez mon traité de médecine clinique, tome II, art. hydropisie.

Quoique la malade insistât, plus d'un mois, sur l'usage de ces puissans remèdes, le ventre s'enfla encore davantage, les urines furent plus rares, les enflures des extrémités inférieures se renouvelèrent, la respiration devint courte, précipitée ; enfin l'ascite ne fut point équivoque et se lia à l'hydropisie de poitrine, qui ne se seroit pas peut-être terminée mortellement, s'il n'avoit point probablement existé quelque vice organique du cœur ou des poumons, dont cette fille avoit donné des marques, dès son bas âge.

DIXIÈME OBSERVATION.

De l'effet des scarifications non-sanglantes dans un cas d'hydropisie leucophlegmatie, compliquée d'œdème des poumons et de palpitation de cœur, venue à la suite d'une affection scrophuleuse et rachitique.

Le fils d'un boulanger, de cette ville, âgé de 12 ans, d'une constitution foible et délicate, d'un tempérament atrabilaire et nerveux, d'une taille haute et fluette, me présentoit, par intervalle, depuis près de huit ans, que je lui donnois mes soins, des enflures aux jambes, qui me paroissoient dépendre, autant de l'appauvrisssment de ses humeurs, et de l'atonie du système absorbant, suite de l'excès des plaisirs vénériens auxquels il s'abandonnoit, que d'une palpitation de cœur, qu'il éprouvoit dès son bas âge, et qui rendoit pénibles les mouvemens de la respiration.

Ce jeune homme portoit aussi, depuis sa plus tendre enfance, un vice écrouelleux et rachitique, d'autant plus prononcé, que les glandes du cou étoient gorgées et que les parties latérales gauches du tronc s'étoient peu à peu déjetées, de manière qu'il étoit un peu bossu.

Durant ce long espace de temps, les enflures des extrémités se renouvelèrent à différentes reprises, et elles cédèrent même assez aisément à l'action des remèdes tirés de la tribu des purgatifs doux, des diurétiques, des apéritifs, des toniques, et de

quelques martiaux donnés avec ménagement
et circonspection (1).

---

(1) Il est digne de remarque que dans les hydropisies qui attaquent les sujets bilieux, irritables et
nerveux, il ne faut pas administrer les toniques et
les irritans, parce que ces moyens mettent les bouches
des lymphatiques, dans un tel état de constriction,
qu'elles en sont entièrement fermées, et s'opposent
à l'absorption.

Ces remèdes toniques et irritans ne peuvent convenir
que lorsque l'hydropisie dépend de la dilatation des lymphatiques, ou de l'atonie et relâchement des cellules
des glandes qui deviennent en quelque sorte variqueuses.
Mascagni a eu occasion d'observer plusieurs fois cette
dilatation des cellules presque variqueuses sur des
cadavres hydropiques.

Mais il faut absolument rejeter les remèdes actifs
et irritans, lorsque l'hydropisie est la suite d'un resserrement ou constriction spasmodique ou particulière des vaisseaux lymphatiques. Ces sortes d'exemples
sont plus communs qu'on ne pense. On ne recherche
pas assez les causes de cette maladie, que la pluralité des médecins attribuent trop généralement à
l'inertie et relâchement des lymphatiques. Cette opinion
erronée et qui n'est que trop accréditée, conduit à
suivre le mode banal du traitement actif et irritant,
qui précipite une foule d'hydropiques dans le tombeau.

Ce ne fût que sur la fin des trois mois
écoulés, depuis sa dernière indisposition,

C'est par une méthode contraire ou par la méthode
délayante et tempérante, c'est par l'usage du petit-
lait nitré et sur-tout du lait entier, que j'ai vu
plusieurs fois guérir des hydropisies ascito-anasarques,
qui avoient résisté aux moyens irritans et toniques.
Ma pratique particulière m'a fourni plusieurs cas de
cette espèce, heureusement terminés par ce mode de
traitement, que le commun des médecins ne sait pas
appliquer. Je les ferai connoître un jour dans un
ouvrage que je prépare.

Qu'il suffise, pour le moment, d'en mettre deux
ou trois exemples, bien circonstanciés, sous les yeux
du lecteur.

Un jeune homme de 25 ans, nommé Dominique
Galsin, d'un tempérament bilioso-pituiteux, entra dans
l'hôpital, le 22 vendémiaire de l'an V; il avoit les
cuisses et les jambes très-gorgées, et il rendoit très-
peu d'urines, qui étoient d'ailleurs rouges et sédimenteuses, sans être pourtant altéré.

D'après le rapport qu'il me fit, du principe et de
la marche de ses maux, il étoit évident que l'époque
des enflures ne datoit que depuis trois semaines; elles

que la palpitation de cœur devint si violente,
qu'elle repoussoit la main; que l'oppression

---

s'étoient manifestées bientôt après la guérison des accès
de fièvre dont il avoit été attaqué pendant un an,
et qui tantôt présentèrent le type de la quarte et
tantôt celui de la tierce.

Avant d'indiquer aucun remède, j'explorai toutes
les régions du bas-ventre qui me parût un peu tu-
méfié, et je découvris quelques points d'embarras ou
d'obstructions disséminés sur le mésentère, mais particulièrement plus sensibles à la rate.

Pour prévenir le développement ultérieur de cette
maladie qui marchoit à grands pas vers l'hydropisie,
qui n'est que trop communément le produit de ces
engorgemens abdominaux, venus à la suite des fièvres
intermittentes opiniâtres, je crus devoir soumettre
le malade au plan de traitement que je vais tracer.

Je prescrivis d'abord, pour boisson ordinaire, la
tisane de racine fraîche de chiendent et de scolopendre, aiguisée avec le sulfate de soude (sel de
Glaubert).

Comme il existoit des indices bien évidens de gastricité, j'indiquai, pour le lendemain, un purgatif

fût extrême et que les enflures reparurent,
et marchèrent même avec tant de rapidité,

---

préparé avec les follicules de séné, le sulfate de magnésie (sel d'epsom), la rhubarbe concassée, la manne et le sirop de roses solutif.

Ce mode d'évacuer, qui m'a le plus souvent réussi, dans des conjectures pareilles, produisit beaucoup d'effet.

Ce jeune homme prit, dans la matinée du lendemain et à trois heures de distance, l'une de l'autre, deux verres d'apozème composé avec une once de racine d'éryngium, autant de racine d'asperge, un scrupule d'écorce de cascarille, trente cloportes lavés dans le vin blanc et écrasés vivans, demi-poignée de chicorée, autant de cresson et de cerfeuil ; on aiguisa chaque verre avec quinze grains d'acétite de potasse (terre foliée de tartre).

Il parût se trouver mieux, quelques jours après l'emploi de cet apozème, qu'il continua, pendant trois semaines. Les urines coulèrent un peu plus, le ventre devint plus souple, et les enflures ne furent ni aussi considérables, ni aussi tendues.

Cette amélioration ne dura pas long-temps, puisque

qu'il offrit, dans quelques jours, les signes pathognomoniques d'une hydropisie leuco-

---

les extrémités inférieures acquirent bientôt plus de volume, qu'elles offrirent la pâtosité leucophlegmatique; que le ventre se souleva davantage; que les urines furent plus rares et même plus briquetées; que la respiration devint alors gênée, et qu'enfin les traits de la face prirent la teinte cachectique.

Peu à peu ces signes bien évidens de leucophlegmatie, que j'avois pressentie le jour de son entrée, à l'Hôtel-Dieu, d'après la simple inspection des jambes, qui étoient extrêmement dures et fermes, et qui retenoient assez long-temps l'impression des doigts, ces signes, dis-je, de leucophlegmatie se renforçant de plus en plus, je conseillai le vin scillitique genièvré, dont il avala une cuillerée à bouche avant chaque verre d'apozème, et même un autre avant dîner : il n'en retira aucun soulagement.

Avouons même que l'enflure du ventre et des extrémités inférieures grossissoit de jour en jour, et que les mouvemens de la respiration devinrent si pénibles, que je conçus alors des craintes pour la fin de cet infortuné qui étoit vraiment intéressant.

Un des secours qui me parût, à cette époque,

phlegmatie et d'un œdème des poumons, dont il étoit menacé depuis plusieurs années.

---

très-propre à retarder le terme fatal, fût l'administration des pilules fondantes et savonneuses, et du petit-lait déporté et geniévre, et armé de l'acétite de potasse (terre foliée de tartre).

Quoique ce malheureux jeune homme fît usage, pendant quelque temps, de ces pilules et qu'il prit plusieurs verres de ce petit-lait ainsi préparé, il n'en retira aucun fruit. Bientôt sa situation devint si fâcheuse, que tout son corps étoit extraordinairement enflé, et que l'oppression fut si laborieuse, qu'il passoit la nuit presque sur son séant, accident qui déjà donnoit quelque appréhension pour l'œdème des poumons.

Le scrotum ou les bourses se tuméfièrent aussi si prodigieusement, que leur volume étoit de la grosseur de la tête d'un adulte, et que la verge représentoit déjà la forme d'une faucille.

Dans cet état actuel de choses, je résolus de pratiquer quelques légères scarifications et sur le scrotum et sur le pénis, mais à une certaine distance, l'une de l'autre. L'humeur, contenue dans les mailles du tissu adipeux, n'étoit pas d'un caractère aussi aqueux que dans l'anasarque; aussi versèrent-elles peu? Je tentai cependant d'en répéter le lendemain quelques autres,

J'administrai infructueusement les remèdes les plus afférens à cet état maladif.

---

qui fournirent à la vérité davantage. Je réitérai enfin, dans l'espace de dix jours, cinq à six fois, ce simple procédé, dont les effets furent si marqués, que l'enflure de ces organes diminua sensiblement, et que le cours des urines fût un peu plus abondant, et se soutint même durant quelques jours.

Ce qui m'empêcha de réitérer souvent cette manœuvre sur les extrémités inférieures, c'est que le tissu de la peau de ces parties étoit très-serré et très-dense; c'est que la pâtosité étoit dure et ferme; c'est que la matière, logée dans les cellules de la membrane graisseuse, étoit d'une nature visqueuse et gluante et que d'ailleurs l'impression des doigts ne s'effaçoit pas; c'est enfin parce que les ouvertures se fermoient promptement, et qu'il falloit les renouveler trop souvent.

Au lieu donc d'insister sur la pratique des mouchetures, je me hasardai de faire appliquer un vésicatoire à la partie moyenne et interne de chaque cuisse, dans l'espoir d'établir un égout, capable de suppléer en quelque sorte à l'écoulement que procurent les scarifications, et de déloger, par cette voie, une partie de l'humeur phlegmatique qui distendoit les cellules du corps muqueux, et qui ne pouvoit

Les urines se supprimèrent, et le peu qu'il en rendoit, étoit de la couleur de bol d'arménie.

---

s'échapper qu'avec peine, par les petites ouvertures pratiquées par les scarifications.

Je dois ajouter encore que, si je me décidai à tenter l'application des vésicatoires dans cette partie, c'est que le malade m'assura avoir eu jadis des dartres dans différens points du corps, mais spécialement le long des cuisses. Cet exutoire que j'entretins, quelque temps, pouvoit-il donc être mieux indiqué et plus opportunément placé ?

Il n'est pas moins important de remarquer que, quoique les vésicatoires coulassent plus d'un mois, ils n'altérèrent jamais la peau et ne déterminèrent pas la moindre tache livide qu'on est souvent en droit d'appréhender, de l'application des vésicans, établis dans les parties tuméfiées, et que l'on voit fréquemment paroître dans ces sortes de cas.

La matière qui en découla, étoit gluante, épaisse, un peu jaunâtre. Si elle dégagea sensiblement la poitrine, elle ne diminua pas, néanmoins, ni la tuméfaction du ventre, ni l'œdème des extrémités.

Cette opiniâtreté des enflures, jointe à la constipa-

Sa respiration étoit, à cette époque, si entrecoupée, qu'il pouvoit à peine articuler quelques paroles.

---

tion ordinaire du ventre, me déterminèrent à lui faire passer, tantôt une drachme de poudre cornachine, délayée dans deux cuillerées de sa tisane, et tantôt six à huit grains d'élatérium ou d'extrait de concombre sauvage, afin d'exciter des évacuations alvines qui paroissoient d'autant plus avantageuses, que le malade étoit toujours soulagé, lorsque le ventre étoit bien libre.

Ce fut aussi dans cette vue, que je lui donnai quelques grains de digitale pourprée qu'on a, depuis peu, si solennellement annoncée et si hautement prônée, soit à l'intérieur, soit à l'extérieur, sous forme de pommade ou de teinture spiritueuse. Il est malheureux pour moi de l'avoir tentée souvent d'une manière si infructueuse, dans des cas d'hydropisie, qui dérivent cependant de l'atonie des solides et de l'épaississement des humeurs.

Enfin, loin d'obtenir des succés de tous ces divers moyens successivement administrés, l'état de ce pauvre jeune homme s'aggravoit de jour en jour. La poitrine offroit des signes évidens d'infiltration, la respiration devenoit plus laborieuse, et la toux qui jusqu'à ce moment avoit été si peu conséquente, qu'elle

Les yeux se boursoufflèrent tellement, dans le même temps, qu'ils étoient deux fois plus saillans que dans l'état naturel.

---

avoit à peine fixé mon attention, étoit très-importune; les urines ne couloient qu'en petite quantité; l'enflure étoit très-considérable, et la soif qui, jusqu'à cette période, ne s'étoit pas faite sentir, survint alors, devint même très-ardente et redoubla, par conséquent, mes craintes.

Jugeant alors, et peut-être un peu tard, que cette hydropisie pouvoit bien en partie tirer son origine d'un certain état de tension et de crispation des solides, ainsi que de l'âcreté des fluides, je renonçai à tout remède tonique, fondant et hydragogue, et je me repliai sur la méthode délayante et tempérante, combinée avec de doux béchiques et des diurétiques froids, pour me servir encore du langage de certains médecins, qui s'expriment ainsi dans leurs écrits sur la matière médicale.

L'altération, la soif, la sécheresse et la rougeur de la langue survenue tout à coup, la tension des enflures, le tempérament qui participoit du bilieux, la rétrocession des dartres, l'âge et enfin l'inefficacité de tant de remèdes tour à tour employés; toutes ces considérations bien pesées me portèrent à croire, je le répète, que cette maladie qui sembloit, dans son

Enfin, les jambes se tuméfièrent au
point, que la peau s'amincit très-sensible-

---

origine, être sous la dépendance atonique, devoit cependant alors tenir à des principes diamétralement
opposés, et qu'il falloit nécessairement attaquer par
des remèdes contraires.

Aussi, me hâtai-je d'ordonner la tisane de racine
fraîche de fraisier et de chiendent, acidulée avec l'acide
nitrique affoibli (esprit de nitre dulcifié) laquelle tend
à appaiser, à éteindre la soif et à provoquer l'écoulement des urines.

Je fis marcher de front, avec cette boisson, le petit-
lait nitré, pris à la dose de trois verres, dans la
matinée, et distribués à deux heures d'intervalle
l'un de l'autre.

Ce nouveau mode thérapeutique produisit des effets
d'autant plus étonnans, que le malade étoit obligé
d'uriner presque à toutes les heures, quatre ou cinq
jours après s'être soumis à cette méthode de traitement. Les succès qui en résultèrent, furent si prompts
et si efficaces, que les enflures se dissipoient à vue d'œil.

Un point important que je ne dois point passer sous
silence, c'est que les urines diminuoient et que l'œdème

ment, et qu'elle sembloit disposée à s'entr'ouvrir.

---

des extrémités augmentoit, toutes les fois que je cherchois d'associer au petit-lait, ou l'acétite de potasse, ou les baies de genièvre.

Pour remédier à cette constipation ordinaire du ventre, que je combattois, naguères, par des poudres irritantes et des purgatifs un peu actifs, je lis filer assez souvent des prises de tartrite acidule de potasse (crême de tartre) et de nitrate de potasse (sel de nitre), lesquelles substances, jointes à des lavemens émolliens et tempérans, excitèrent des selles copieuses, au grand soulagement du malade, qui étoit tout étonné de la réussite de ces derniers moyens curatifs.

Enfin, après avoir insisté l'espace d'un mois et demi sur l'usage de cette classe de médicamens tempérans et humectans, la leucophlegmatie se termina heureusement.

Il ne restoit que quelques traces d'engorgement aux jambes, que la promenade et l'exercice que je lui permis, soit dans l'enceinte de la maison, soit hors de ses murs, dissipa complétement.

Ce fut environ vers le même temps, que je soignai, dans la salle des femmes du même hôpital, la nommée

Profitant de cette invitation de la nature
qui réclamoit alors les mouchetures,

Anne Grötser, Allemande de nation, qui tomba
dans une hydropisie anasarque, à la suite d'une
fièvre bilieuse rémittente de mauvais génie, dont la
terminaison parût s'opérer d'une manière favorable, le
21.e jour, par l'apparition des parotides qu'on attaqua
par le caustique, qui amena une suppuration louable.

Cette femme, âgée de 23 ans, d'un tempérament
sec, ardent et bilieux, et dont la convalescence fut
longue et pénible, ne me montra l'œdème de ses
jambes, que quelque temps après qu'elle s'en fût
aperçue. La tuméfaction étoit assez molle, et s'éten-
doit depuis le cou du pied jusqu'au genou, ce qui
me donnoit des craintes fondées pour la formation
de l'hydropisie anasarque, et avec d'autant plus de
raison, que les urines devenoient rares et hautes en
couleur.

Cet état cachectique se trouvant lié à un état
gastrique, annoncé par le dégoût, la saleté de la
langue et la mauvaise odeur de la bouche, je commençai le traitement par un doux purgatif qui, en
produisant des selles copieuses, diminua l'engorgement des jambes, et releva l'action languissante des
forces digestives.

je fis , sans différer davantage , pratiquer
de petites scarifications, à côté des malléoles

A ce purgatif , je fis succéder , le surlendemain, un
bouillon , préparé avec le maigre de veau, les racines de
fraisier et de polypode de chêne et les plantes chicoracées.

De dix en dix jours , elle alterna ce bouillon , avec
le petit-lait cloporté et nitré , qui ne fut suivi
d'aucun heureux effet. Car l'excrétion des urines se
fit avec moins d'abondance , et les enflures gagnèrent
bientôt les cuisses, le ventre se souleva aussi, le visage
se bouffit et les bras se tuméfièrent.

L'anasarque étant alors bien prononcée et redoutant
encore la formation de l'ascite dont l'élévation du ventre
annonçoit la tendance, je promenois, tour à tour, bien
d'autres remèdes, tirés toujours de la famille des
doux apéritifs et des diurétiques tempérés , lesquels
furent également infructueux , comme cela n'arrive que
trop souvent dans les affections de cette nature , qui
épuisent le domaine de l'art.

Finalement la malade , fatiguée de tant de moyens
qui avoient resté sans effet , prit la résolution de
s'abandonner aux seules ressources de la nature et se
refusa absolument à l'exhibition de toute espèce de
médicament et même à la pratique des scarifications que

internes et externes et sur le cou des pieds,
par le docteur Jalaguier, qui cultivoit ,

J'avois l'intention de tenter alors ; elle laissa passer
même près de 15 jours, sans vouloir avaler un seul
verre de tisane.

Durant cette suspension de remèdes , les enflures
grossirent énormément, la difficulté de respirer survint,
et les urines couloient en si petite quantité , qu'à
peine en rendoit-elle un petit verre dans l'espace de
24 heures.

De plus la langue qui , jusqu'à ce moment , avoit
resté humide , se montra alors sèche et roide , et la
soif devint si pressante , qu'elle désiroit boire à chaque
instant de l'eau pure ou de la limonade qu'elle appetoit
et que je lui permis , mais très-légère.

Pour dissiper cet état de crispation et d'érethisme
des solides et d'acrimonie des fluides , je lui proposai
ou quelques bouillons tempérans et rafraîchissans ,
ou le petit-lait simplement nitré , qu'elle refusa constamment ; ni prières, ni reproches, ni menaces , rien
ne pût vaincre la répugnance qu'elle avoit conçue pour
tout ce qui portoit le nom de médicament. J'eus beau
lui faire sentir le danger qu'elle encouroit , si elle persistoit dans son opiniâtreté , tout fut inutile. Ce fut

avec un égal succès, les deux branches de
l'art de guérir.

---

en vain qu'on lui représentoit la mort comme très-prochaine : rien ne pût la fléchir.

Ce ne fut, enfin, qu'après un certain temps, et
lorsqu'elle se vit, en quelque sorte, abandonnée et
dans un état désespéré, qu'elle me demanda instam-
ment du lait, qu'elle aimoit passionnément.

Quoiqu'elle fut très-altérée, et que le lait ne convienne pas en général aux personnes qui ont soif,
lac sitientibus, malum, s'écrie Hippocrate, je préférai pourtant tenter ce secours qu'elle sollicitoit, que
de ne faire aucun remède. J'ordonne incontinent une
tasse de lait de vache qu'elle avala avec avidité et qu'elle
digéra très-bien. Elle en réclama le lendemain la même
quantité : j'accédai à ses désirs. Elle en prit journellement environ 10 à 12 onces. Cette substance
opéra si merveilleusement, que le troisième jour,
la soif fut moins violente, la langue moins sèche et
moins raboteuse, et les urines plus copieuses.

Les effets du lait furent, de jour en jour, si heureusement marqués, que les enflures s'effacèrent peu
à peu. Elle en usa pendant plus d'un mois.

Si je n'avois pas été témoin d'une cure aussi éclatante,

Notre but , en les pratiquant , n'étoit ,
sans contredit , que de soulager le malade

---

opérée par le seul usage du lait , à peine pourrois-je
croire qu'il possédât une vertu diurétique si efficace.
Le succès en fut si prompt et si heureux , qu'au
bout de six semaines, elle ne présentoit aucun vestige
d'enflure, et qu'elle sortit de l'hôpital saine et sauve.

L'observation suivante vient encore à l'appui de
l'utilité du lait donné dans certains cas d'hydropisie.
Madame Belmond , Américaine d'origine , âgée de 67
ans , d'une complexion sèche , d'un tempérament bilieux et irritable, d'un caractère vif et sensible , atteinte , depuis longues années , d'une humeur arthritique , goutteuse , se plaignoit , il y avoit déjà quelque
temps , d'une certaine gène de la respiration , et d'un
petit engorgement des jambes.

Cet état de mal-aise , dont elle fit peu de cas , dans
le principe , s'accrut et amena bientôt le dérangement
des digestions ; l'appétit se déprava; la langue se couvrit
d'un enduit épais , jaunâtre ; l'oppression s'aggrava ,
et la fièvre , enfin , se déclara accompagnée de tranchées,
de tenesme et d'un flux de matières bilieuses mêlées
de quelques stries ou filamens de sang.

Elle mit alors à exécution quelques remèdes que lui

qui excitoit un sentiment de compassion,
par les plaintes continuelles que lui arrachoit

---

conseilla son chirurgien ordinaire, et dont elle ne
retira que peu de soulagement.

Le mal empirant de jour en jour, et les souffrances
devenant plus vives, l'on me fit appeler le 16 du mois
d'août 1797. Ce fut la malade qui me fit elle-même
les détails que je viens d'exposer.

En explorant les viscères du bas-ventre, je découvris,
à la région épigastrique, un battement très-sensible,
qui me parût dépendre moins d'un état spasmodique
et nerveux, que d'une congestion de matière âcre et
bilieuse, évidemment exprimée par la couleur jaune
de la langue, l'amertume de la bouche, par un sentiment de pesanteur à l'estomac, par des eructations
nidoreuses, et enfin par des vomissemens d'une matière jaunâtre et glaireuse.

Peut-être même que ce battement pouvoit-il dépendre en partie, rigoureusement parlant, du transport
ou déplacement de l'humeur arthritique, qui avoit
abandonné les extrémités inférieures où elle siégeoit
ordinairement, et pouvoit avoir fait irruption sur
l'estomac ?

Je fus d'autant plus disposé à adopter l'idée de

la douleur , et par le repentir amer qu'il témoignoit publiquement du dérèglement de sa conduite.

---

cette métastase, que les moyens, déjà administrés , bien que tirés de la classe des évacuans , n'avoient que foiblement et momentanément amélioré la situation de cette dame.

Partant de cette donnée qui me parût très-plau-sible , je fus raisonnablement conduit à proposer l'ap-plication des sinapismes un peu actifs à la plante des pieds ; n'étoit-ce pas le secours le plus direct et le plus propre à déplacer la matière goutteuse, et à la rappeler à son siège primordial ?

Ce fut également à titre de révulsif et d'adoucissant , que je fis donner un lavement préparé avec la graine de lin , les fleurs de mauve et de camomille , lequel évacua beaucoup de bile et de glaires sanguinolentes , et modéra la violence des douleurs des entrailles.

La tisane ordinaire, à laquelle madame Belmond fut assujettie toute la nuit , fut la décoction d'orge , alternée avec la limonade.

Tels furent les moyens qui précédèrent le petit vo-mitif, que je crus devoir prescrire le surlendemain ,

Le lendemain de cette opération, l'aman-
dement de sa situation vraiment déplo-

---

afin d'enlever ce foyer de matières gastriques bilioso-
muqueuses qui surchargeoient le ventricule.

Le soir du même jour du vomitif, qui opéra selon
mes désirs, la malade reçut un lavement émollient et
carminatif, qui entraîna également des matières glaireuses, nuancées de quelques filamens de sang.

L'appareil gastrique bilieux qui se déploya alors de
plus en plus, nécessita l'administration réitérée des
purgatifs doux et acides, tels que la casse, le ta-
marin et le tartrite acidule de potasse (crême de tartre);
leur exhibition opportunément placée, fut d'autant
plus salutaire, que cette fièvre gastrique bilioso-mu-
queuse dyssentérique, parût jugée le 14.e jour:

Tant que cette fièvre dura, les enflures des jambes
qui l'avoient précédée, ne grossirent pas davantage ;
mais quelques jours après sa terminaison, elles s'ac-
crurent considérablement et firent tant de progrès,
dans l'espace d'une semaine, que les cuisses acquirent un volume énorme. Peu à peu le ventre se tuméfia, et progressivement il s'éleva à un tel point,
qu'il étoit au moins quatre fois plus gros que dans
l'état naturel. Les extrémités supérieures ne tardèrent

rable fût très-sensible, par l'écoulement
des eaux qui ruisselèrent, durant sept à

---

pas aussi à s'enfler, et l'engorgement étoit extraordi-
naire, sur-tout, aux avant bras et aux mains. La
respiration s'embarrassa davantage, et elle devint
ensuite si laborieuse, qu'il étoit impossible à la malade
de rester dans la position horizontale. Elle passoit
presque la moitié des jours et des nuits assise dans
son lit, le dos appuyé sur plusieurs carreaux de dif-
férent volume et graduellement élevés. Elle souffroit
encore de la toux et de la soif, ses urines couloient
peu et leur couleur étoit rouge et briquetée.

Dès que je m'aperçus que le ventre commençoit à
être prominent, je conseillai l'ouverture d'un large et
profond cautère à l'une des jambes, afin de détourner
l'humeur séreuse et même arthritique, non-seulement
de la cavité du bas-ventre, mais encore de la poitrine qui menaçoit déjà d'un œdème, ou infiltration
des poumons.

Nonobstant cet égout et la série non interrompue
de bien des remèdes, tels que bouillons et apozèmes
apéritifs, petit-lait nitré, suc de plantes, tisanes
diurétiques, préparations scillitiques et purgatif doux,
interposés de temps en temps, les enflures, loin de
céder, faisoient tous les jours de rapides progrès.

huit jours , sans être pourtant trop copieuses , et sans traîner après elles aucune
marque de foiblesse.

L'insuccès de tous ces moyens , pris sous diverses
formes , détermina la malade à me proposer , au
moment où j'allois mettre en pratique les scarifications ,
le lait de vache, dont elle avoit vu résulter , en
Amérique , des effets miraculeux , dans quelques cas
d'hydropisie , par le conseil d'un médecin Français qui
avoit opéré , à l'aide de ce simple secours , des cures
bien surprenantes.

Instruit moi-même , par ma propre expérience , de
l'efficacité du lait , dans ces cas de diathèse hydropique
dont la cause dérive , plus communément qu'on ne
pense , de la crispation des solides et de l'âcreté des
fluides, je n'hésitai pas un instant à condescendre
à ses désirs.

Dès ce moment , madame Belmond s'asservit rigoureusement à l'usage du lait de vache , dont elle
prenoit environ quatre onces, de deux en deux heures ,
et qu'elle coupoit avec deux cuillerées d'eau de fon-
taine. Elle se conduisit de la sorte , même durant la
nuit : aussi, dans l'espace de 24 heures, avaloit-elle deux
pintes de lait ?

Avouons ici que le succès qu'elle en retira, fut si

L'augmentation des urines fut très-marquée ainsi que la diminution des enflures, et la respiration devint moins laborieuse.

---

prompt et si soutenu, qu'à compter du 3.e jour de son exhibition, l'écoulement des urines devint abondant et la diminution des enflures très-marquée. Leur décroissement s'opéra d'autant plus sensiblement, que la peau du ventre se prêtoit à toute sorte de plis et de replis, huit jours après la tentative du lait, qui, dans certaines occurences, doit être rangé, à juste titre, dans la classe des plus puissans diurétiques et anti-hydropiques.

A la fin de la troisième semaine, il ne restoit plus de traces d'enflure que sur le cou des pieds et aux malléoles, qui se dissipèrent par le simple exercice qu'elle fit dans l'intérieur de ses appartemens, et par de simples frictions pratiquées sur ces parties, avec des coupons de laine, bien pénétrée de la vapeur de karabé et des baies de genièvre concassées.

Madame Belmond, que je soignai avec tout le zèle qu'inspire la véritable amitié qui m'unit à tous les membres de son estimable et vertueuse famille, survécut environ trois ans, à cette maladie, sans éprouver le moindre dérangement, et elle succomba ensuite sous une attaque d'apoplexie.

Pour aider ces mouvemens de la nature, disposée à opérer un changement favorable, j'administrai tour à tour les diurétiques, les apéritifs, les purgatifs, les toniques et même les martiaux, que je combinai avec le quinquina en substance, d'autant plus nécessaire, qu'il falloit aller au devant de l'altération gangréneuse, annoncée déjà par quelques points noirâtres, venus à la suite de l'inflammation érysipélateuse qui ne se déclara que dix jours après les mouchetures.

Ce dernier accident fut combattu par l'application des linges, imprégnés de l'infusion de fleur de sureau, animée avec un peu d'eau-de-vie camphrée.

M. Jalaguier (1) pansa ensuite les points

---

(1) Qu'il soit permis à l'amitié de jeter quelques fleurs sur la cendre de ce jeune médecin, qu'une fièvre contagieuse enleva à l'âge de 36 ans. Il fût le premier à démontrer, à Montpellier, dans son amphithéâtre, les vaisseaux lymphatiques du foie, supérieurement injectés avec du mercure. Ses connoissances en tout genre, et sur-tout en anatomie et en botanique, le feront regretter éternellement de ceux qui savent apprécier le vrai mérite.

gangréneux, tantôt avec un digestif animé, et tantôt avec l'onguent de styrax. Leur guérison s'opéra sans peine.

Quoique cette disparition de la gangrène et la diminution des enflures et de tous les autres symptômes sembloient promettre l'espoir d'une cure prochaine, on ne pouvoit pourtant pas se dissimuler que le vice du cœur, le défaut de conformation de la poitrine, l'état de dégénération de ses humeurs, peut-être encore entachées d'un reste de virus vénérien, on ne pouvoit pas, dis-je, se dissimuler que cet enchaînement de maux n'infirmât les rayons d'espérance, que cette lueur apparente de bien laissoit entrevoir.

L'événement ne confirma que trop le jugement que j'avois émis. Peu de temps après cette apparence de soulagement, le malade éprouva des inquiétudes, des anxiétés ; il ne pouvoit presque plus rester dans le lit ; il désiroit changer souvent de place ; il perdit l'appétit et le sommeil ; ses forces l'abandonnèrent ; le hoquet survint ; enfin, des sueurs froides, partielles

et la perte de la vue précédèrent le dernier
moment de sa destruction.

Les préjugés de sa famille qui se refusa
absolument à permettre l'ouverture du ca-
davre, me privèrent de l'avantage de lire
dans sa poitrine la véritable cause de sa
mort.

Si j'ai retracé ces deux dernières observations qui semblent ne reposer que sur
un point palliatif, préférablement à toute
autre, plus concluante, en faveur de la méthode curative des scarifications, c'est 1.º que
j'ai voulu prouver encore que l'attente de la
gangrène ne doit pas détourner de cette
opération, puisqu'il est possible d'arrêter
promptement cet accident ; 2.º que cette
pratique, tentée dans quelques cas d'hydropisie réputée incurable, peut procurer
beaucoup de soulagement, et concourir à
prolonger les jours.

Chercher à agrandir et étendre davantage
le cercle de mes observations sur cette
matière, ce seroit grossir inutilement cet

ouvrage , sans lui donner plus de prix.
Il me seroit assurément bien facile de cu-
muler ici d'autres exemples d'une égale valeur.
Mais je me réserve le droit de leur donner
un jour la publicité , dans un recueil d'observations de médecine clinique , que je me
permets d'annoncer , et auquel je porterois
bientôt la dernière main , si la multiplicité
de mes occupations pratiques et la délicatesse de ma santé ne croisoient pas sans
cesse mes travaux littéraires.

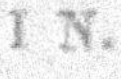

F I N.

TABLE
DES ARTICLES.

ERRATA.

Page	Ligne	Au lieu de	Lisez
12	12	je dirois	je dirai
129	24	preconisée	preconisé
136	18	colomelas	calomelas
169	18	avoient	avoit
219	26	consequente	fréquente
222	18	terminai	termina